Zwei hermetische Gesundheitsbücher

Augenheilkunde – Heilkräuter
Douglas/Schierbaum

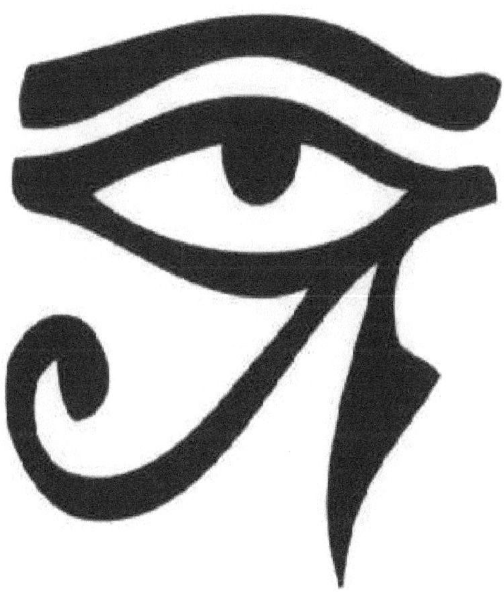

Impressum

Jahr: 2019 1. Auflage

ISBN: 9789463980838

Covergestaltung: Peter Windsheimer
Weitere Mitwirkende: Christof Uiberreiter

Verlagsportal: bookmundo.de
Gedruckt in Deutschland

Die Deutsche Nationalbibliothek verzeichnet diese Publikation in der Deutschen Nationalbibliografie.

Inhaltsangabe:

Vorwort:

Da die Kraft der Augen in der Hermetik eine entscheidende Rolle spielen, gab uns Anion diese kleine Schrift in die Hand. Denn falls wir eines Tages Probleme mit unserer Sehstärke bekommen, was ja ein natürlicher Verlauf des Lebens ist, sind wir in der Lage, sie ein wenig gesundheitsfördernd zu beeinflussen. Dr. Douglas erwähnt in seinem Buch sehr sinnvolle und auch „geistige" Übungen, die uns Hermetiker auf keinen Fall schaden können. Im Gegenteil, seine „Imaginationsübungen" fördern nicht nur die Augen, sondern stellen ja auch eine wesentliche Übung im „Adepten" dar. Da die Hermetik ja meist Bezug auf die beiden feinstofflichen Körper nimmt, heben wir nun mal den Grobstofflichen ein wenig hervor und stellen ihn in den Vordergrund. Dazu soll auch das Werk „Heilkräuterbuch" von Dr. H. Schierbaum weiterhelfen.

Praktischer Leitfaden zum Sehunterricht:

Einleitung:

In den bisher erschienenen Veröffentlichungen über die Bates-Methode fehlt noch eine einfache und eingehende Anweisung, wie die Übungen auszuführen sind. Diese Lücke sollen die folgenden Anweisungen ausfüllen und sowohl dem Lehrer wie dem Schüler dienen. In die unbegrenzte Zahl der möglichen Sehübungen muss Ordnung, Reihenfolge und Methode gebracht werden. Dem schlecht sehenden Auge haften mancherlei Fehler an. Ehe man sie sich abgewöhnt, müssen sie erkannt und gefühlt werden. Ein jedes der folgenden neun Kapitel beschäftigt sich mit der Korrektur einer bestimmten Untugend des Auges.

Erstes Kapitel
PALMIEREN.

Fehler: Die Ermüdung der Augen.
Zweck der Übung: Kräftigung, Ausruhen, Entspannen.

Die erste Übung ist das Palmieren, das Bedecken der Augen mit den geschlossenen, hohlen Händen. Dabei müssen die Ellbogen, fest auf den Tisch gestützt werden, damit auch die Muskeln des Halses, des Genicks, der Schultern und des Brustkorbs völlig entspannt werden.
Um die Aufmerksamkeit von den Augen abzulenken, beachte deine Atmung; mache ruhige, weiche Atemzüge mit dem Zwerchfell, ohne aber im mindesten den Atem auf der vollen, also gespannten Lunge zu stauen, halte dagegen die sogenannte Leerpause für l, 2, 3 Sekunden, nachdem du langsam ausgeatmet hast. Auf die Länge der Palmierzeit kommt es nicht so sehr an, sondern dass du volle Entspannung herbeiführst. Beginne mit wenigen Minuten; mit wachsender Freude wirst du sie gern auf 5—10 Minuten und länger zwei- oder dreimal am Tage, ausdehnen. Zu Anfang führt der Lehrer mit seinen Händen das Palmieren beim Schüler aus. Der Schüler bekommt so am ehesten den Genuss der vollsten Passivität. Über die Kombination des Palmierens mit Waschungen, Massage und magnetischen Strichen steht Näheres im 9. Kapitel. Nach richtigem Palmieren wird der Schüler bald beobachten, wie das Weltbild klarer und farbiger, wird, wenn auch zunächst nur für Bruchteile von Sekunden. Das Palmieren ist eine instinktive Handlung, die wir aber jetzt methodisch durchführen.
Schwarzsehen. Beim Palmieren sind deine Augen in Nacht getaucht. Rufe dir bewusst die Vorstellung einer vollkommen schwarzen Farbe hervor, wie z. B. den Anblick eines schwarzen Felles oder Tuches. Manchem gelingt es bald und für längere Zeit. Es schadet nichts, wenn sich das Schwarz nach einiger Zeit in andere Farbtöne, Grau, Rosa, Bläulich verwandelt; lass das ruhig geschehen, nach einiger Zeit kommt doch wieder Tiefschwarz hervor. Es soll aber, wie alles Sehen, nicht erzwungen werden, sondern als Folge völligen Entspannens wie von selbst eintreten. Einige Augen haben von diesem Schwarzsehen großen Vorteil; offenbar wird dann das geistige Sehzentrum im Gehirn auch ausgeschaltet; der Zustand erinnert dann ein wenig an das buddhistische Nirwana, in dem alle Definition, alle Privation, auch die Schmerzempfindung, aufhört.

Zweites Kapitel.
LICHTWECHSEL

Fehler: Sinnesstumpfheit der Netzhaut, des Sehfleckes
und der optischen Nerven.
Zweck der Übung: Verfeinerung und Verstärkung der Lichtempfindung.

Prinzip: Lichtwechsel.

Von Natur benötigt unser Auge des Lichtwechsels, und zwar in verschiedenem Rhythmus.
Der längste Wechsel besteht zwischen Tagessehen und nächtlicher Schlafruhe. Der kürzeste wird durch den Lidschlag ausgeführt. Der Schüler lernt, ruhig, ohne Lidkneifen, das Auge in jeder Sekunde einmal kurz und sanft zu schließen. Das darf bei keiner der folgenden Übungen jemals vergessen werden!
Auch das Blinzeln wird schon instinktiv benutzt, um das Sehbild zu klären; so z. B. wenn wir „unsern Augen nicht trauen“, wenn wir „zu träumen glauben“. Den kräftigsten Lichtwechsel erzielen wir durch das Besonnen der Augen. Wie bei aller Erziehung so ist hier auf die langsame, allmähliche Steigerung besonders Wert zu legen. Ohne Sonne gäbe es keine Augen, also ist die Sonne auch das schönste äußerliche Kräftigungsmittel für die Augen. Man beginnt damit, sich die Sonne auf die geschlossenen Augen scheinen zu lassen; indem man den Kopf leise nach rechts und links dreht, so wandert die Sonne über die Augen. Anfangs übe nur wenige Minuten auf einmal, und zwar bei Morgen- oder Abendsonne; beginne nicht bei glühender Mittags-Sommersonne. Nach einiger Zeit hebe die flache Hand langsam vor die Augen und senke sie wieder; so spielst du Sonnen-Auf- und -Untergang. Die Übung ist dann am besten ausgeführt, wenn nachher keine Blendung eintritt, vor der wir uns übrigens nicht im mindesten fürchten. Sonnenlicht und Dunkel, Besonnen und Palmieren regen also in ihrem Wechsel die Augen geradeso wohltuend an wie eine schottische Wechseldouche den ganzen Menschen.
Wenn keine Sonne scheint, wird sie durch die Thermolitelampe oder eine andere hellstrahlende elektrische Birne mit Mattglas ersetzt.
Die stärkste Lichtreizung wird erzielt, wenn man das Sonnenlicht oder eine andere künstliche Lichtquelle durch eine große Brennlinse auf die Nasenwurzel, Augenbrauen, Lider und – von obenher – in das geöffnete Starauge scheinen lässt. Dabei muss die Linse schnell hin und her bewegt werden. Eine Prozedur, die nur von geübten Ärzten mit gebotener Vorsicht ausgeübt werden sollte.
Nun zur eigentlichen Sehübung des Lichtwechsels.
Der Schüler sitzt so weit vor der großen Sehtafel, dass er die 2. oder 3. Zeile noch bequem lesen kann und betrachtet etwa das P der 2. Zeile. Der Lehrer bedeckt, jetzt das P mit einem steifen, weißen Blau von der Größe eines halben Oktavblattes. Er senkt das Blatt langsam, so dass der Buchstabe emporzutauchen scheint. Er hebt das Blatt wieder und so fort, in immer schnellerem Wechsel, schließlich so schnell wie er kann, vielleicht drei bis viermal in der Sekunde. Was geschieht? Der Schüler sieht das P viel schwärzer und auch klarer als das benachbarte O. Wir kitzelten die Neugier des Auges, den seelischen Appetit; wir entwickeln das P vor dem Auge und ließen es verschwinden; dieser Übergang von der sichtbaren Welt in die unsichtbare und wieder zurück ist ungemein interessant, d. h. belebend.
Zwei allgemeine Bemerkungen: Wir können gar nicht genug aus der Kinderstube lernen. Bei den ersten Gehversuchen stützt die Mutter das Kind. Es verschafft

dem Kinde Mut. Nämlich die Illusion, als ob es wirklich schon das Kunststück des Gehens vollbringen könnte, und nun hebt das Kind, in jubelnder Lust, die Beinchen und strampelt wie wild darauf los, ob richtig akkommodiert oder blindlings in die Luft, ist zunächst gleichgültig. Also mechanische Hilfsmittel erleichtern dem Anfänger die ersten Schritte ungemein; sie sind psychologisch richtig, gütig, Mut verleihend. Deshalb mache ich für den Anfang ausgiebig Gebrauch von vielen solchen mechanischen Kunstgriffen. Unser verehrter Meister Bates denkt darüber anders, wir sind ihm so viel Dank für seine bahnbrechende Lebensarbeit schuldig, aber wir brauchen ihn nicht sklavisch zu kopieren. Seine große biologische Idee: „Rechte Übung heilt“ wird ihre Wahrheit gerade darin erweisen, dass sie zahllose neue Keime enthält, jeder Sehlehrer wird seine Besonderheiten entwickeln; anfangs ist eine gewisse Dressur unvermeidlich. Der Fortgeschrittene wird immer selbständiger.

Drittes Kapitel.
PASSIVE BEWEGUNG.

Fehler: Unbeweglichkeit, Glotzen, Stieren.
Zweck dieser Übung: Entspanntes unfixiertes Schauen.
Ausführung: Der große Schwung, „Traben“, Schaukeln.
Prinzip: Das Auge soll über wechselnde Bilder gleiten, ohne Zuhilfenahme der sechs äußeren Muskeln (Augenbeweger), ohne irgend wann „hängen zu bleiben“.

Schaukeln haben die Kinder gern, Wiege, Mutterarm und Luftschaukel. Im Schaukeln haben wir einen eigentümlichen Genuss; wir genießen die Bewegung, ohne uns anzustrengen; wir fallen, und tun uns nicht weh, wir fliegen ohne Flügel. Diesen Genuss bereiten wir unseren Augen durch den großen Schwung. Sobald er richtig erlernt ist, lieben ihn alle Schüler. Auch hier wollen wir langsam steigern.

1. Stufe. Der Schüler lernt, mit leicht gespreizten Beinen erst einmal den Rumpf in der Wirbelsäule so nach rechts und links zu drehen, dass die Arme wie Pendel an die Flanken anschlagen. Der Kopf macht aber im Halse keine Drehbewegung gegen die Schultern. Das Kinn bleibt ruhig über dem Brustbein stehen. Nun kommt die Hauptsache: Die Augen lernen ruhig geradeaus schauend zu verharren, ohne sich in der Augenhöhle zu bewegen. Das können sie anfangs nicht. Wir bringen sie aber leicht dazu, wenn wir eine Pappröhre vor das Auge halten. Nun kann es keine verbotenen Seitensprünge machen und alsbald stellt sich das Gefühl ein, als ob man auf einem Karussell fährt. Ein bisschen Schwindel tut nichts, beweist vielmehr, dass dem Hirn besserer Blutumlauf doppelt nötig ist.
2. Stufe. Man setzt dem Schüler einen Stock auf die Brust; er beobachtet, wie das andere Ende des Stockes schwingt und „fliegt“.
3. Stufe. Der Schüler hält die Hand mit gelinde gestrecktem Arm vors

Gesicht, und sieht, wie die Hand über die Gegenstände des Zimmers, Wand, Bilder, Schränke und Bäume vorm Fenster fliegt.

4. Stufe. Der Schüler sieht durch die gespreizten Finger hindurch auf diese Gegenstände, ohne aber die Finger aus den Augen zu verlieren; oder durch einen Kreis, gebildet aus Daumen und Mittelfinger.

All diese Übungen heißen: Schwung mit geführtem Blick. Erst wenn diese gelingen, kann man die Führung weglassen und den Schüler frei geradeaus sehen lassen; er merkt bald selbst, wenn seine Augen noch ungewollte Fehlbewegungen machen.

Eine andere passive Augenbewegung ist das sogenannte Traben. Der Schüler hebt sich auf die Zehenballen und macht im Sprunggelenk, aber mit festen Kniegelenken, ohne dass die Absätze auf den Boden aufstauchen, wippende Bewegungen; Schultern locker halten! Dadurch bekommt der ganze Körper leichte, schnelle Erschütter- ungen und Entspannungen; hiermit erreicht die Mehrzahl der Schüler in einigen Minuten eine ähnliche Sehverbesserung wie beim Schwung, nur bedeutend schneller. Die Wirkung des Schwungs wird unterstützt, wenn man dazu im Rhythmus einen Strauß´schen Walzer summt; beim Traben aber den Hohenfriedberger. Dann fühlst du dich als Reitersmann und kannst dir die Frage vorlegen: Hast du schon mal einen alten Kavalleristen mit Zwicker gesehen? Weißt du, dass Goethe Brillenträger in seiner Gesellschaft einfach nicht ertragen konnte? Wer sich nicht seiner Brille schämt und sie hasst, laugt nicht zum Batesschüler.

Viertes Kapitel.
BLICKRICHTUNG.

Fehler: Vorbeisehen.
Zweck der Übung: Zielen lernen, d. h. genaue Einstellung in die nötige Richtung.
Prinzip: Dressur der sechs Augenbeweger. Name dieser Übungen: Zielübung oder Zirkusspielen.

Erklärung. Der Augapfel wird durch sechs Muskeln, die außen an ihm befestigt und in der Tiefe der Augenhöhle verankert sind, nach den verschiedenen. Richtungen hin bewegt, gelenkt, gedreht und gesteuert. Hier liegt eines von Bates Fundamenten: Die Verspannung dieser Muskeln spielt nicht nur beim Schielen, wie altbekannt, eine Rolle, sondern bei den meisten Sehstörungen und Augenleiden. Die axiale Aberration wird neuerdings auch von der Wissenschaft ernsthaft beachtet. So viel ist klar ohne lange Redensarten: Das beste Fernrohr hilft mir nichts, wenn ich nicht richtig durchgucke, wenn ich mit ihm nicht richtig auf den Gegenstand hin ziele.

Nystagmus nennt man es, wenn das Auge dem vor ihm vorübergleitenden Finger nicht ruhig, gleichmäßig zu folgen vermag, sondern dabei stoßend, ruckende, unwillkürliche Bewegungen ausführt. Dieses Übel ist ungemein verbreitet und wohl jedem schadhaften Auge eigen, sofern es überhaupt noch beweglich ist. Wir prüfen und heilen diesen Fehler etwas anders, indem wir das Zielobjekt, den Nagel des Zeigefingers, nicht bloß hin und her sondern kreisförmig, 20 cm vor dem Auge langsam vorbeiführen. Der Finger bleibt also hier von den Augen in ein und derselben Entfernung, er bewegt sich in einer Ebene, parallel zur Stirn, also in einer „frontal" gestellten Ebene.

Dabei sieht man, wie die Augen die seltsamsten, irregulären Bewegungen machen; besonders wenn man ein Auge zudeckt (aber nie mit den Fingerspitzen, sondern palmierend, mit der ganzen Hohlhand), Um diese kreiselnde Bewegung richtig auszuführen, müssen alle sechs Augenbeweger der Reihe nach in Aktion treten, und zwar in einem ganz fein abgestimmten Grad der Intensität. Sowohl dieser als das Zusammenspiel aller sechs ist gehört. Sie „zappeln" oder zittern, krampfen oder streiken. Es lässt sich vergleichen mit den sechs Zylindern eines Autos. Auch hier müssen entsprechend den Kontraktionen der Augenbeweger die Explosionen in genauer Reihenfolge und Stärke ablaufen, sonst stößt der Wagen. Oder wir vergleichen ein solches Zappelauge lieber mit einem nervösen, misshandelten, überanstrengten Pferd. Es bockt, springt rechts, links, vorwärts, rückwärts. Da nimmt es der Zirkusdirektor ans lange Seil, und lässt es, ohne Peitsche, ruhig im Kreis herumgehen und leicht traben. So unsere Zirkusübung.

Nach wenigen Stunden bekommt der Schüler bereits ein Gefühl davon, wie lächerlich undiszipliniert seine Augen-Muskeln sind. Sobald er seinen Finger aus den Augen verliert, sagt er es selbst an: Jetzt — jetzt. Und von Stunde zu Stunde wird sein Blick zielsicherer. Diese Zielübung ist von Wichtigkeit; sofern die Lehrzeit nicht zu beschränkt ist, sollten vorher die eigentlichen Leseübungen nicht beginnen.

Das Auge des Schlechtsehers hat zwei Hauptlaster: Es glotzt und starrt unbeweglich (Schaukelpferdauge) und gleichzeitig ist der Blick blöde, ziellos — von einer Flinte würde man sagen: Sie streut den Schrotschuss.

Vorschrift: Starre nicht ein Loch in die Luft, habe aber ein festes Ziel im Auge. (Das gilt auch mental!) Beide Übel werden abgewöhnt durch die Zielübung; es wird das Auge zwar auf einen Punkt gerichtet, aber dieser Punkt bewegt sich.

Gates drückt das Gleiche so aus: Sieh stets an den Konturen der Gegenstände entlang. So ist auch der typische Blick des Malers. Ja, sogar unser Wort „begreifen" sagt etwas Ähnliches. Der Blinde lässt seine feinen Fingerspitzen leise und leicht über die Oberflächen und Grenzen eines Gegenstandes hingleiten, und bildet sich durch dieses Abgreifen einen „Begriff" von ihm. Umgekehrt sieht Kant auch wieder, dass wir, um den Begriff eines Kreises zu bilden und darzustellen, mit dem Finger unwillkürlich einen Kreis (wirklich oder in der Phantasie) beschreiben. Man weiß am Ende nur so viel, als man kann. Das andere Wissen ist Geschwätz.

Abart der Zirkusübung. Der Kreis wird nicht mit deiner Fingerspitze beschrieben, sondern diese bleibt fest vor deinem Auge stehen, und du bewegst deinen Kopf in kleinen Kreistouren; wir nennen es: Kreiseln mir der Nasenspitze. Die Augen ruhen auf dem Fingernagel, beobachten aber gleichzeitig den Hintergrund.

Fixierst du jetzt den ruhig sehenden Finger, so wird der Hintergrund (Wand, Teppich) sich perspektivisch verschieben und zu kreisen scheinen. Umgekehrt, bei Fixation des Hintergrundes der Finger in kreisende Bewegung geraten. Du stellst unwillkürlich deine Augen auf nah und fern ein; lockerst die Akkommodationsverspannung und machst gleichzeitig eine Zielübung.
Bates legt mit Recht Wert auf dieses schließlich dauernd, vorhandene minimale Schwingen der Augen; denn alles Lebende, Sonnen und Planeten, Herz und Lunge, Wind und Ozean, Licht und Ton hat seinen ihm eigentümlichen Schwingungsrhythmus. „Wieder Schwung in die Bude bringen", darum geht es beim Sehenlernen ebenso wie in allen anderen durch alten Schlendrian in Unordnung geratenen Verhältnissen.

Fünftes Kapitel.
AKKOMMODATION.

Fehler: Versteifung des Augapfels in axialer Richtung.
Zweck der Übung: Wiedergewinnung eines elastischen Auges.
Prinzip: Wechsel in der Entfernung des Objekts.
Name der Übung: Leiern (hochdeutsch: Distanz. Variation.)

Dieses Kapitel bildet den Erisapfel zwischen Bates und der ärztlichen Welt.
Theorie gehört nicht ins Exerzierreglement. Nur in aller Kürze das Wesentliche. Bisher hat man nicht erkannt, was Akkommodation ist, und schon gar nicht, wie sie zustande kommt. Nun lehrt uns schon ein Blick auf den Operngucker, dass zur Akkommodation zwei Arbeiten gehören: Die der strahlenbrechenden Linse und zweitens ein Auffangen des Bildes in der richtigen Entfernung hinter der Linse. Brechen und Auffangen sind zwei verschiedene Dinge. Einstellen des richtigen Abstandes zwischen Auffangsschirm (Netzhaut) und Linse. Helmholtz bürdete beide Aufgaben der Linse auf. (Das kann — vielleicht — möglich sein; dann ist und wird die Linse unnormal oder kann es werden. Wieder einmal die obligate Verwechslung von Pathologischem und physiologisch Richtigem.)
Auch bei Bates hat die Linse die hohe Aufgabe, das Licht zu brechen, aber der ganze Augapfel verlängert oder verkürzt sich gerade wie der Operngucker, um bei gleichbleibender Linse, je nach Entfernung der Gegenstände, die Netzhaut in die richtige Entfernung einzustellen.
Wir wollen der Einfachheit halber vom häufigsten und leider spezifisch deutschen Augenlaster, der Kurzsichtigkeit sprechen. Das normale ideale Auge ist annähernd kugelrund, übrigens auch die Linse des kleinen Kindes. Was der Sonne und der Mutter Erde recht ist, das ist dem Auge billig. Die Kugel ist der vollkommene Körper, sagt Pythagoras. Das Auge des Kurzsichtigen ist zu lang, ist deformiert, wie ein Plattfuß, ein Schlappdarm. Über diese Tatsache herrscht ausnahmsweise Einstimmigkeit. Über die Ursachen nicht. Ihrer sind viele: Konstitutionelle

Bindegewebs-Schwäche, mangel- hafte Zirkulation, also kümmerlicher Stoffwechsel und Reproduktion und endlich nach Bates: Falscher Gebrauch (Überanstrengung des Ciliarmuskels und der Augenbeweger, dadurch Deformation, Einschnürung der Lederhaut in seiner Ansatzlinie, Protrusion der Vorderkammer und Hornhaut).

Solange man an dem Helmholtz´schen Dogma festhielt, ist niemand auf die Idee gekommen, Kurzsichtigkeit zu heilen.

Bates hat sich davon befreit. Mit List und Geduld will er das zu lang gewordene Auge also dazu bringen, sich doch wieder zu verkürzen, genauer, er kümmert sich nur darum, ihm die Funktion des normalen Auges wieder zu geben. Theorie hin, Theorie her; erst kommt der Dienst am Kranken; eine Theorie, die mich blind macht gegen Heilmöglichkeiten und Heilerfolge, muss verbessert werden.

Es gilt also, dem teils verkrampften, teils erschlafften Auge seine Entspannung und jugendliche Elastizität wiederzugewinnen.

Der einfache Weg dazu ist die Übung des Leierns mit ihren vielen Abarten.

Bates selbst macht von ihr nicht so viel Gebrauch wie wir. Die Ausführung gestaltet sich folgendermaßen: Der Lehrer bewegt in etwa 2m Entfernung die große Sehtafel in kreiselnder Form etwa ½ m auf den Schüler hin und von ihm weg. Der Schüler schaut, ohne lesen zu wollen, aber mit versammelter Aufmerksamkeit — Blinzeln nicht vergessen — auf das gesamte Kartenblatt. Die ruhig schwingende Bewegung wird fast immer als angenehm empfunden. Wenn nicht, hat der Lehrer zu heftig geschwungen.

Jedes Mal, wenn die Karte sich annähert, wird das Gesamtbild sich verdeutlichen; wenn sie sich entfernt, wird sie verschwimmen (beim Weitsichtigen umgekehrt). Der Schüler beachtet den Wechsel der Deutlichkeit.

Jetzt machen wir dieselbe sagitlale (pfeilgerichtete)| Schwingung mit einem Buche, möglichst klarer Druck, lateinische Buchstaben und weißes Papier. Patient hält das Buch in optimaler Entfernung, d. h. in der das Bild am klarsten ist. Um diesen Bestpunkt lässt er das Buch, senkrecht zum Auge, kreisen, aber durchaus ohne zu lesen und beobachtet künstlerisch platonisch, das Ganze der bedruckten Seite, namentlich die weißen Ränder. Der Schwingungskreis beträgt etwa 10 cm. Bei größerem Kreis oder zu rascher Bewegung entsteht sofort ein unangenehmes Druckgefühl in und zwischen den Augen, und der Patient weicht mit dem Kopf nach hinten aus, er war zu einer Helmholtz´schen Fehlakkommodation mit der Linse, resp. dem Ciliarmuskel verleitet worden. Patient lernt den Wechsel in der Deutlichkeit des ganzen Druckbildes beachten. Meine Schüler „sollen" niemals etwas; sie probieren, empfinden, beobachten; sie stellen vorurteilslos aber aufmerksam optische Versuche an und warten ruhig ab, wie die Augen darauf reagieren. Dann stellen sie fest, wie die Reaktionen immer besser und deutlicher werden und zum Schluss erkennen sie, dass ihr Sehen sich in der Stunde gebessert hat. Sokratische Manier, mit Coue „okuliert".

Der erste Erfolg des Leierns ist zunächst ein angenehmes Gefühl in den Augen; freier, leichter; dann klärt sich allmählich das Bild. Die Zeilen heben sich immer deutlicher von einander ab, ebenso der Rand des Drucksatzes von dem weißen Papier. Das lahme Auge beginnt sich anpassend zu verkürzen und zu verlängern.

Ähnlich wie ein versteifter Finger im Gelenk langsam durch leise Bewegung wieder geschmeidig wird, aber bitte ohne Brutalität.
Nun kommt ein neues Moment, das eigentlich einem späteren Kapitel, dem siebenten, von der Imagination, vorgreift.
Hand, Buch und Auge sind jetzt in einen akkommodierenden Rhythmus geraten. Das Auge erwartet schon die Verdeutlichung bei Annäherung der Hand (beim Weitsichtigen umgekehrt).
Jetzt schließt Patient beide Augen, fährt aber gleichförmig in der leiernden Bewegung fort, und es ist immer wieder erstaunlich, wie bald er wahrnehmen lernt, dass jetzt, bei geschlossenen Lidern, die Augen fühlbar in dieser angenehmen akkommodierenden Bewegung verbleiben.
Und noch mehr. Bald geben sie, sogar ungefragt an, dass die Phase des Leierns bei geschlossenem Auge schöner sei als mit geöffnetem.
Damit ist etwas Großes erreicht: Die Akkommodation erfolgte jetzt rein vom Geiste aus; durch die Hand vermittelt, wusste das Auge: Jetzt kommt das Blatt näher, jetzt — stellt er sich erinnernd vor — jetzt würde es wieder deutlicher werden: Es akkommodierte im Leerlauf.
Das Prinzip der Übung des Leierns ist vieler Abwandlungen fähig.
Besonders einfach und dankbar ist immer wieder diese: An der großen Sehtafel wird unten ein Bindfaden befestigt und in diesem spielend gezogen, der geringste Entfernungswechsel genügt, dass die Buchstaben, die eben noch nicht erkannt wurden, jetzt erkennbar sind. Diese Übung wird gern mit der des lichtwechselnden Bedeckens von einzelnen Buchstaben der Karte oder von ganzen Zeilen verbunden.
Der Entfernungswechsel kann auch auf andere Art ausgeführt werden. Es wird z. B. nicht das Objekt, sondern der Sehende bewegt. Der Schüler bewegt sich am Besten stehend und ein Bein vorausgestellt, wiegend auf die Karte zu und von ihr weg, übrigens auch wieder eine Instinkthandlung. Oder man vollzieht den Entfernungswechsel in raschester Folge, indem man das Papierblatt erzittern lässt oder schüttelt. Am besten gelingt dies mit den Miniaturblättern.
Eine Akkommodationsübung mit „längster Welle“ ist diese: Wir halten dem Schüler das große F der großen Tafel, etwa 1—2 m entfernt hin; er prägt sich den Buchstaben gut ein. abwechselnd auch bei geschlossenem Auge. Wir greifen auch hier bereits die Imagination aus dem siebenten Kapitel voraus. Während der Schüler das F ruhig betrachtet, entfernen wir uns, gehend und die Karte schwingend, so weit von ihm, als das Zimmer es gestattet. Dann nähern wir uns ihm wieder bis auf 1 m. Nun schließt der Schüler die Augen und stellt sich vor, dass wir ihm das F nicht nur auf 5, sondern auf 10, 20, 50, 100 m entfernen. Er sieht im Geiste wie das F, mitsamt der ganzen Tafel und der Figur des Lehrers sich zwar verkleinert, ohne aber an Schärfe zu verlieren. Jetzt nähern wir uns ihm in seiner Vorstellung wieder an, auf 50, 10 und 1 m, und fordern ihn auf, das auf 1 m angenäherte Blatt anzusehen: Das F erstrahlt nun in tiefstem Schwarz, in holder Wirklichkeit.

Sechstes Kapitel.
DER KONZENTRISCHE BLICK.

Fehler: Zerstreuter, energieloser Blick, exzentrisch.
Zweck der Übung: Justierung der Sehachse,
Ertüchtigung des Sehflecks.
Prinzip: Dynamisches Vorherrschen des Achsenstrahles
über die Randstrahlen.
Name der Übungen: Konzentrieren.

Das versteht natürlich kein Mensch ohne Erklärung. Statt vieler Worte lassen wir den Schüler, wie bei jeder neuen Übung, zunächst ein kleines optisches Experiment anstellen. Wir bauen streng auf solchen Experimenten auf, die ein jeder leicht ausführen kann. Ohne jede Suggestion oder Befehl lassen wir den Schüler sich durch seinen eigenen Augenschein überzeugen; das ist dann das ehrlichste Fundament für alles weitere Lernen und Heilen.

Dieses offenbarungsstarke Experiment wird so ausgeführt: Der Schüler stellt fest, dass er auf der großen Karte etwa bis 2 m Entfernung die Buchstaben noch eben bis zur dritten Reihe von oben lesen kann. Weiter nach unten verschwimmt alles. Nun halte ich ihm ein 10 cm im Quadrat haltendes Blech dicht vor ein Auge, das andere ist bedeckt. In dem Blech ist ein Löchlein von etwa 1 mm gebohrt. Patient sieht durch das Loch nach der Karte und was geschieht? In den allermeisten Fällen erhöht sich die Sehleistung sofort um 100, 200% und auch weit darüber hinaus. Gar nicht selten liest er nun glatt die unterste Zeile, etwa ein Kurzsichtiger mit 4 oder 5 Dioptrieen. Das Verhalten der Patienten bei dieser sofortigen ungeheuren Sehverbesserung ist unterschiedlich und psycho- diagnostisch wichtig. Der eine schaut erstaunt das „Zauberloch“ an und meint, es sei wohl eine winzige Linse darin enthalten. Ein anderer ist stumpfsinnig und nimmt die Verbesserung eben hin.

Aber die meisten geraten in staunendes Entzücken; das sind Schüler, an denen der Lehrer viel Freude haben wird. Sie können sich noch wundern und freuen, ihre Seele enthält noch Lebensbrennöl. Platos königliches Wort: Im Verwundern erwacht der Geist zum Leben, kann man hierbei täglich neu verehren lernen. Die Freude, viel besser sehen zu können, wirkt als die beste Arznei auf die stets verspannten, „nervösen“ Augen. Außerdem gilt es, die erfahrene Hoffnung auf einer klaren, geistigen Erkenntnis zu fundieren, erst dann wird die höhere Wahrheit ein sicherer Trost.

Wie erklärt sich die Wirkung des Zauberloches? Dazu müssen wir lernen, was das ist, der Axialstrahl. Es ist derjenige Lichtstrahl, der auf die Linse senkrecht auftrifft, weder gebrochen werden braucht noch kann und haargenau in die Mitte des Sehfleckes oder Sehzentrums trifft. Treffen soll; dann sieht das Auge mühelos und vollkommen.

Beim Schlechtseher aber trifft der Achsenstrahl mit Nichten auf den Sehfleck, sondern auf eine benachbarte Stelle der Netzhaut. Irgendwann einmal geschah es, dass der Sehfleck ermüdete; dann wich er weiterer Seharbeit aus und der Patient benutzte irgendeinen benachbarten Teil der Netzhaut als Apperzeptionszentrum; das wiederholte sich, bis sich in der Netzhaut ein illegitimes Sehzentrum ausbildete, und so wanderte dieses Ersatzzentrum immer weiter seitwärts.

Bates fand, dass jedes schlechtsehende Auge ein solch verrutschtes Sehzentrum hat; das ursprüngliche Sehzentrum geriet in Minderfunktion durch Nichtgebrauch. Der Laie mag es sich so vorstellen, als sei ein Hauchfleck auf einer Fensterscheibe. Das ganze Auge geriet auf diese Weise in eine verrenkte, schiefe, unsichere Stellung; es wurde verdreht.

Geprüft wird diese Exzentrizität des Sehens, indem der Patient einen 20 cm gerade vor das Auge gehaltenen Finger fixiert. Seitlich von diesem bewegt der Arzt den Zeigefinger seiner anderen Hand. Dann wird der Patient gewahr werden, dass er den tanzenden Finger besser erkennt als den stillstehenden; da, wohin der Patient axial zielt, ist das Bild verschwommen; und da, wohin er nicht zielt, ist es klar. Dieser Winkel kann, rätselhafterweise, bis über 90 Grad betragen. Ein solches Auge guckt buchstäblich „um die Ecke“, d. h. um die Ecke seines Pupillenrandes.

Die meisten Schlechtseher sind daran zu erkennen, dass sie nicht geradeaus blicken, sondern, namentlich Brillenträger, in schräger Richtung. Er tut absichtlich das, was das schielende Auge unwillkürlich tut. Man kann die Exzentrizität natürlich auch an der Snellenkarte prüfen. Dann wird nicht der fixierte Buchstabe, sondern einer seiner Nachbarn am deutlichsten erscheinen.

Wie wird der exzentrische, schiefe Blick nun wieder eingerenkt? Das ist ein wichtiges Kapitel.

Aufgabe: Es soll erreicht werden, dass das Auge den Haupt- oder Achsenstrahl wieder mit dem legitimen Sehfleck auffängt. Dazu sind mancherlei Kunstgriffe am Platz, verschieden je nach der Erkrankung. Sprechen wir zunächst von einfachen funktionellen Sehstörungen, den bisher einseitig als Brechungsanomalien aufge- fassten Fällen von Kurzsicht, Alterssicht, Übersicht, Sehschwäche und Astigmatismus. Der Patient gleitet mit seinem Auge über einen einzelnen, deutlichen, hellbeleuchteten Gegenstand, eine goldene Uhr, einen Finger, einen isolierten Buchstaben. Er wird wahrnehmen, dass der Gegenstand gerade dann, wenn er seine Augenachse genau auf ihn hinlenkt, abblasst und verschwimmt, jedesmal, wenn der Blick den Zenith passiert. Je öfter er das aber tut, um so geringer wird diese Trübung; es ist, als ob der Hauchfleck einer Glasscheibe zertaute, als ob Monde, Sterne langsam durch eine Nebeldecke aufgehen.

Bei schweren Störungen, Optikus-„Ischias“, Netzhautverkümm- erung, Star, Hornhauterblindung, Glaskörpertrübung etc., bedarf es einer energischen Lichtquelle, am Besten der Sonne selber. Dies ist die Erweckung des Sehzentrums von außen her. Ihr muss die Erweckung von innen her entgegenkommen.

Hierzu dienen gewöhnlich die vier Stufen der eigentlichen Konzentrationsübungen. Da, wohin das Auge blickt, sieht es, in groben Verhältnissen auch, beim gestörten Auge, am Besten. Wenn du rechts oben in die Zimmerecke schaust, wirst du die Ecke unten links gar nicht oder nur sehr undeutlich sehen. Ebenso, wenn du diese Druckseite rechts oben betrachtest. Dies differenzierte, gezielte Sehen muss nun in viel feinerem Maßstabe wieder erlernt werden: Flächendifferenzierung. Eine gute Vorstudie zum differenzierten Flächenbeobachten:

Nimm ein welkes Baumblatt, etwa vom Ahorn, und besieh es. Zunächst ist es ein gleichgültiges wertloses gelbes Etwas. Sieh länger hin. Halte es gegen das Licht, jetzt wird es interessant. Gelbe, braune Partien wechseln ab mit grünen, den letzten Erinnerungen an Sommers Herrlichkeit.

Und die unendlich feine, mannigfaltige und doch gesetzlich geordnete Miniatur der Blattnerven. Man kann sich nicht satt schauen an dieser Märchenschönheit. So schreibt auch Albrecht Dürer, dass eine anschauende Versenkung in einen Wasserfleck an der Wand ihn die ganze übrige sichtbare Welt vergessen machen kann. Auch er konnte sich noch „wundern". Mach´s nach!

1. Stufe. Schau dir das O auf der zweiten Zeile der F-Sehprobelafel ruhig an. Blinzle, leiere, lichtwechsle, palmiere. Stell dir das O geistig mit geschlossenen Augen lebhaft vor. (Vorwegnahme aus dem siebenten Kapitel, Imagination). So wird das O bald plastisch heraustreten wie aus Emailleblech ausgestanzt und aufgeklebt. Das Auge, resp. dein Geist geben die dritte Dimension zum toten Flächenbild hinzu. Jetzt lässt du die Augen im Schwarzen des O langsam herumkreisen. Also ganz wie bei der Zielübung des vierten Kapitels. Nach zehnmaligem Umlauf sieh still ruhend auf den ganzen Buchstaben. Da wirst du allmählich wahrnehmen, dass der schwarze Ring nicht ganz gleichmäßig gefärbt ist, sondern es werden dunklere und grauere Stellen entstehen. Der Buchstäbe wird gefleckt, wie Feirefitz im Parsifal. Interessiere dich für einen dieser Flecken. Sie sind veränderlich, bald wechseln sie, bald schrumpfen sie, bald tauschen sie den Ort. Schließ die Augen und stelle dir einen solchen Fleck recht lebhaft vor. Dem geöffneten Auge wird er sich noch deutlicher kundtun. Fixiere das O in seinem Nordpol, dann im Südpol, so hebe und senke den Blick öfters. Nicht lange, so wird der nördliche Ringabschnitt schwärzer beim Fixieren. Die schwarze Partie verengert sich, bis ein kreisrunder tiefschwarzer Fleck, wie ein Schönheitspflästerchen im übrigen, weniger schwarzen Feld erscheint. Das ist der berühmte „Zauberpfennig".

Wenn du ihn hervorzaubern kannst, dann hast du wieder konzentrisches, vollkommenes Sehen, dann kannst du der weiteren Heilung „gar nicht mehr entgehen" wie mein Freund Hugo Härtung zu sagen pflegte.

2. Stufe. Zauberpfennig im T der dritten Zeile.
3. Stufe. Zauberpfennig im P der zweiten Zeile.
4. Stufe. Zauberpfennig im F der ersten Zeile.

Man soll nicht mit dem F anfangen, der Happen ist anfangs zu groß für das lahme Auge, sondern probieren, bei welcher Buchstabengröße die Flecken zuerst auftreten. Als sehr nützlich haben wir einen anderen Kunstgriff für die Konzentration oder Rektifikation erprobt. Die Übungen mit dem gelochten Blatt. Sie entspricht der mit dem Zauberblech. Nimm eine Visitenkarte. Schneide in die

Mitte ein sauberes, rechteckiges Loch – halb so groß wie eine Briefmarke. Lege es mit der weißen Seite nach oben auf das bedruckte Blatt eines Buches und verschiebe die Karte langsam oder rascher um 1 oder mehrere cm. Starre nicht in das Loch, sondern beobachte es gewissermaßen mit dem einen Auge, während das andere die vielen Buchstaben über und unter der Visitenkarte vergleichend beobachtet. Sehr bald wird es dir erscheinen, dass die wenigen „Hasen" auf dem Schneefeld sich viel deutlicher abheben als das Gewimmel der tausend Hasen außerhalb des weißen Feldes.
Kontrastwirkung verbunden mit Lichtwechsel. Du magst auch die Karte aufheben und mit einem Auge durch das im leiernden Sinne bewegte Loch sehen, aufs Papier, in die Landschaft, auch gegen das Licht: Immer wird es sein, als schiene mehr Sonne in die umrahmte Bildfälche.
In dieses Kapitel gehört noch eine andere Übung. Sie ist schon hoch geistig. Hier nur eine technische Analogie. So, wie der Fotograf eine Irisblende benutzt, so ähnlich können wir rein geistig unser Gesichtsfeld sowohl einengen als ausweiten. Betrachte z. B. das mittlere D der fünften Zeile, ruhig, versammelt, aber nie starrend. Dann kannst du dich auf zweierlei Weise gegen die Umgegend des D, gegen die gesamte Kartenumwelt verhalten. Entweder du sperrst die Umwelt ab, versinkst sozusagen ganz in das D. Du stellst deine Geistesblende völlig eng. Diese Übung ist gut und nötig, um sich konzentrieren zu lernen. Sie kann aber auch zur Verkrampfung, geistig zur fixen Idee werden. Deshalb muss diese Übung ausbalanziert werden durch die entgegengesetzte, die Öffnung der Geistesblende, – du betrachtest wieder unser D, diesmal aber so, dass du, ohne es aus dem Auge zu lassen, auch die andern Buchstaben „in Betracht ziehst". Hinterm Berge wohnen auch noch Menschen. Du musst durchaus Herr bleiben und nach freiem Belieben die Konzentration jeden Grades ebenso einschalten, als sie durch Dekonzentration jeden Moment wieder ausschalten können.
Zusammenfassung der bisherigen Kapitel.
Dem bedauernswerten Leser wird es vor lauter Übungen, Experimenten und Erklärungen wohl wie ein Mühlrad im Kopfe herumgehen. Ich kann aber nicht dafür, dass das Auge ein so über alle Begriffe kompliziertes und edles Instrument ist, dass es dementsprechend in so vielfacher Richtung missbraucht und geschädigt wird.
In Wirklichkeit gestaltet sich der Sehunterricht eigentlich ganz einfach. Was hier auf dem Papier in einzelnen Kapiteln dargestellt werden musste, greift beim Unterricht so notwendig und leicht in einander, wie die vielen Tätigkeiten und Reflationen beim Sehakt selber. Der materialistisch-anatomisch Denkende wird sich leicht in einen Wust von Einzelheiten verlieren.
Je mehr Einzelheiten wir beobachten, umso, dringender notwendig wird das allvereinende geistige Band. Gerade bei dem Auge könnte sich eine herrliche Gelegenheit bieten, die souveräne Rolle zu studieren, die der Geist über den Körper hat, haben kann und soll — davon ist in der bisherigen Augenheilkunde noch keine Rede gewesen, und hier, nicht in dieser und jener Einzelheit liegt das unsterbliche Verdienst unseres verehrten Meisters Dr. Bates. Wie einen Zyklopenblock setzt er seinen Fundamentalsatz:

Das Sehen ist zu 9/10 eine geistige Angelegenheit. Was wollen die Vielzuvielen damit anfangen, als es ignorieren, totschweigen und lächerlich machen? Die Schlusskapitel handeln von der Rolle, die Geist und Seele beim Sehakt spielen.

Siebentes Kapitel.
IMAGINATION.

Die Beseelung des Blickes.

In den voraufgehenden Übungen bemühten wir uns, von einfachsten Übungen auszugehen; wir machten ausgiebig Gebrauch von mechanischen Kunstgriffen. Wir wollen die Technik und Mechanik keineswegs verachten. Wenn der bestehende Weltzustand heute in Gefahr ist, in der heranstürmenden Sündflut zu ertrinken, so ist daran ja nicht die Technik an sich schuld, sondern dass sie, von Gott und Geist verlassen, furchtbar missbraucht worden ist.

Nicht verachten wollen wir Technik, exakte Wissenschaft und Materialstudium, sondern sie geistig und seelisch, praktisch, (therapeutisch) und ethisch durchdringen und beherrschen.

Wir nehmen es mit der mechanischen Seite der Biologie wichtiger als andere, aber zehnmal wichtiger sind die alles Leben setzenden, erhaltenden und steuernden Großmächte der Seele und des Geistes. Ob die Etymologen den Zusammenhang der Werte Sehen und Seele aktenmäßig nachweisen können und wollen, kümmert uns nicht. In meinem lebendigen Auge hängen sie aufs Engste zusammen. Das Auge ist gewiss ein mit wundervoller Weisheit geschaffenes Lichtorgan, aber schließlich und endlich doch nur ein eingeschobenes Glied, ein Lichtassimilisierorgan, dessen Sinn darin besteht, zu vermitteln zwischen der Sonne und ihrer Lichtwelt da draußen und meinem Geiste. Wenn die Außendinge nicht in meinem Geiste und Bewusstsein ihre optische Auferstehung feiern, wäre das Auge das überflüssigste Glied in unserem ganzen Leibe.

Die seelischen Mängel und Fehler im Blick eines Menschen erkennen wir, wenn auch vielfach nur halb bewusst mit elementarer Sicherheit namentlich durch „Tat twam asi", durch Mitgefühl.

Wir fühlen sie als: Matt, freudlos, mutlos, krank, teilnahmslos, ziellos, ängstlich; auch optisch als glanzlos, verwaschen, plierig, umherirrend, oder auch als hämisch, neidisch, hasserfüllt, schadenfroh. Auch die entgegengesetzten Seelenzustände leuchten aus der Pupille hervor. Wenn der Mund schweigt, so sprechen die Augen Beifall und Drohung. Ja und Nein, Ermunterung, Teilnahme, Mut, Hoffen, Lebenskraft und über allem Liebe in allen ihren Abarten, von der Raubtierglut bis zur seeligsten Hingabe. Wir wollen hier keine Betrachtungen über Seelenheilung anstellen. Nur einiges Wenige, das in engster Beziehung zur Sehschulung sieht. Das Geheimnis des erfolgreichen Lehrers besteht immer darin, dass er im Schüler Freude am Gegenstand zu erwecken vermag. Es gibt aber auf Erden kaum schönere Freuden, als den Kraftzuwachs; wenn man eine neue

Fähigkeit entwickelt, also seelisches Wachstum. Das Kind ist auch deshalb so glücklich, weil es fast täglich neue Künste erlernt, Sprechen und Gehen, Balanzieren und Springen, Tanzen und Singen; auch Lesen und Schreiben gehören dazu.

Und auch das Sehenlernen. Das Neugeborene ist die ersten Wochen blind. Die erste Augenbewegung macht es einem bewegten Licht folgend. Licht lockt den Geist in den Sehnerv; im Sehfleck feiert die Sonne und unser Geist ihre mystische Hochzeit.

Durch jede unserer Sehübungen bereiten wir unseren Augen wieder Freude, sonst würden sie falsch angestellt. Je langsamer wir die Sehaufgabe steigern, umso sicherer der Fortschritt. Homöopathisch dosieren! Behandle die Augen wie ein verängstigtes Kind. Mut machen durch erfolgreiche Experimente! Wer am wenigsten dabei dreinredet, ist der bessere Lehrer. Der ganze Ton beim Unterricht nähert sich, ohne kindisch zu sein, dem einer vergnügten Kinderstube an. Freude, schöner Götterfunken! Der ganze Unterricht ist eine Kette von Freuden. Die Großmacht, die es zu erwecken gilt, ist die Liebe; vgl. auch Helen Keller. Nicht nur im Herzen des Lehrers, sondern im Schüler: Die Liebe des Auges zum Licht. Vertrauen auf die Sehkraft des Auges. Mut zum Sehen. Man kann die Bates-Methode geradezu die Psychotherapie des Auges nennen; sogar die an sich impotente Psychoanalyse findet dabei ihre nützliche Anwendung – wenn auch nur als vorbereitende Maßnahme.

Gilt es doch, die bisherigen Fehler deines Sehens zu erkennen, aber allerdings nur zu dem Zweck, dass man sich darüber auslacht, so dumm gewesen zu sein. Das Bewusstsein des Schülers: „Du kannst nicht" ist die härteste Nuss, die der Sehlehrer fortwährend zu knacken hat, auf dem Wege der Verdrängung: Du kannst sehr wohl. Recht wertvoll ist hier namentlich das Zauberlöchelchen des fünften Kapitels, aber auch alle anderen Übungen. Die Überlegung, dass auch du als Neugeborener blind warst. Hast du einmal als Säugling sehen gelernt, warum nicht als Erwachsener zum zweiten Male, diesmal mit vollem Bewusstsein! Alles Erkennen, sagt Plato, ist im Grunde ein Wiedererkennen. Davon wollen wir in der Übung, die Imagination heißt, Gebrauch machen. Das Erinnerungsvermögen ist die geheimnisvolle Grundeigenschaft unserer Seele. Wenn du plötzlich dein Gedächtnis völlig verlörest, würdest du bis unter das Tier herabsinken. Du wüsstest nicht mehr, wer du bist, wie du heißt, wo du wohnst, nichts mehr von deinem Vorleben, Verwandten und Freunden; nicht mehr dich anzukleiden, die Speisen zu Munde zu führen, weder den Gebrauch noch den Namen der täglichen Gegenstände. Du könntest Worte und Bilder weder verstehen noch sagen und keine Nahrung unterscheiden. So ungeheuer wichtig ist das Gedächtnis.

Auch beim Sehen. Das Gedächtnis des Auges besieht in der geistigen Erneuerung geschauter Bilder, einfacher oder umgestalteter; also etwa Phantasie und geistige oder innere Anschauung. Damit sind diese Dinge freilich langst nicht erschöpft.

Gedächtnis und Vorstellungskraft gehen Hand in Hand. Wir schauen einen Buchstaben in bequemer Entfernung aufmerksam an; verdeutlichen ihn durch Abtasten der Konturen, durch Wackeln, Schütteln und Wechselbedecken; wie wir es früher gelernt haben.

Nun schließen wir die Augen ruhig. Auch das muss oft besonders geübt werden. Der Anfänger zappelt oft krampfhaft und kneift die Lider zusammen. Der Schüler lernt, sich den eben gesehenen Buchstaben so plastisch als möglich vorzustellen, indem er ihn im Geiste abtastet, bedeckt, bewegt und mit der Hand langsam in der Luft malt wie auf einen weißen Untergrund. Das Vorstellungs- vermögen der Schüler weist große Unterschiede auf. Mancher sagt anfangs: Ich kann das nicht! Das ist aber Unsinn, denn wenn er nicht ein (blasses) Erinnerungsbild hätte, wie könnte er dann ein B als B ansprechen, identifizieren? Er schaut also geistig das B etwa 5 Sekunden an. Öffnet er nun die Augen, so wird er gleich oder nach wiederholten Versuchen das B jetzt entschieden deutlicher, schwärzer, schöner sehen. Zwar nur einen Sekundenbruchteil lang, aber immerhin!

Du hattest einmal dein Auge ausgeruht, dann aber hast du das Geistbild hinausprojiziert; es traf auf seinesgleichen. Folgte: Verdoppelte Deutlichkeit. Diese Imagination wird in allen möglichen Abarten geübt und mit allen anderen Übungen verbunden; so namentlich mit dem Leiern bei geschlossenen Augen.

Betrachten wir von hier aus alle früheren Übungen, so finden wir bei ihnen allen das seelische Moment als ihren eigentlichen Inhalt und Nutzerfolg.

Das Palmieren gibt Ruhe in Nerv, Hirn und Seele. Schwung und Traben vermitteln die Freude am entspannten, passiven Bewegen, am Fliegen mit den Augen. Der Lichtwechsel erregt lebhaft die Neugier – das Interesse. Das Zielkreiseln lernt das Auge haften. Bei der Akkommodation schmiegt es sich dem Gegenstande an wie die Dame dem Tänzer. Bei der Konzentration lernt es herzhaft zufassen und einbeißen. In allen diesen Übungen freut sich das Auge; Freude entlastet, löst falsche Spannungen; das entspannte Auge sieht froher – also besser. Es bekommt wieder Zutrauen zu seinem Können, Mut zum Sehen.

Und lässt sich nicht beirren, wenn es auch noch nicht alles sieht. Was du heute noch nicht alles siehst, wollen wir schon morgen lernen.

Fehlmeldungen, Doppelkonturen, Punkte, Buckel, Mücken sind unbeachtliche Bagatellen; let it go, sagt Bates, kleine Fehler laufen natürlich noch einmal unter. Sie interessieren gar nicht, werden mit Verachtung gestraft. Uns interessiert bloß unser Fortschritt, den wir mit dem Bandmaß an der Snellentafel feststellen können, um ihn dem Schüler ad oculos zu demonstrieren.

Sind tatsächlich Fortschritte erzielt, dann mag man sie nach Coue auch dem Bewusstsein einhämmern. Aber nicht vorher! Das gilt von jeder Coue-Übung.

Einbildung, das Wort spielt in der Sehschule keine kleine Rolle. Sein Verständnis ist erwünscht. Der Laie gebraucht es oft mit einem tadelnden Beigeschmack. „Die ganze Bates-Methode ist, wenn nicht Schwindel, so doch Einbildung oder Suggestion, heißt es auch bei Nichtlaien. Was ist denn Einbildung? Hineinbildung? Hatten wir in unserer deutschen Sprache nicht das gute Wort: Sehen, so könnten wir es geradezu ersetzen durch: Einbilden. Das Bild eines äußeren Gegenstandes wird nach Größe, Farbe und Umriss in den Geist hinüber und dreidimensional als Anschauung dort neu gebildet. Einbildung ist seelische Wirklichkeit. Was die Seele nicht in sich bildet, das ist – zumindest in ihrem Bewusstsein – gar nicht vorhanden oder nicht gebrauchsfähig. Beim Sehenlernen ist Einbildung nicht nur gelegentlich erlaubt, sondern die gesamte Schulung dreht

sich darum, aus fehlerhaften Einbildungen adäquate, richtige, brauchbare zu machen.
Solange ein Kind sich einbildet, nie schwimmen lernen zu können, solange wird es in der Tat nicht schwimmen lernen; denn es wird es ja nie mutig versuchen. Die härteste Nuss für den Sehlehrer ist die Überwindung der leider durch vielfältige Fehlanstrengungen fixierten Idee: Du kannst nicht sehen. Die Tatsache ist zwar richtig. Nicht aber die vorschnelle Folgerung: Also kann ich es auch nicht wieder erlernen. Plato vergleicht die Seele mit einem Saiten- instrument; die Seele mit unharmonischen Saiten fördert aber Misstöne zu Tage. Vor hundert Jahren unternahm der Schotte Brown den kühnen Versuch, alle Krankheit aus einem zu viel und zu wenig an Spannung zu erklären. Mit Professor Buttersack kann man diese als Gewebselastizität bezeichnen. Zur Zeit sind dafür die fatalen Worte Hvper- und Hypotension oder -tonie üblich. Hufeland nahm Browns Idee bereitwillig auf und sagt in der Makrobiotik: Hättet ihr in eurer Seele die rechten Spannkräfte, so würde alle Krankheit wie Zunder von Euch abfallen.
Der Gedanke der Gewebselastizität. der richtigen oder fehlerhaften, spielt auch bei Bates eine fundamentale Rolle.
Das Auge ist, wie jedes andere Organ gesund und grenzenloser Funktionssteigerung fähig, solange als es ideale, genau abgestimmte Elastizität besitzt, im Ganzen und in jedem seiner Teile. Einbuße daran ist der Anfang der allermeisten Augenleiden, namentlich aber der funktionellen, d.i. der Seh-Störungen. Übergröße und dauernde Verspannung von bestimmten Teilen geht stets Hand in Hand mit entsprechender Erschlaffung anderer Teile; und noch mehr; ähnlich dem Ahrend-Schultzeschen Pendelgesetz: An demselben Organteil pflegen Erschlaffung und Überkontraktion sich abzuwechseln. Die Krampfspannung im Auge zu beheben, ist der rote Faden in aller Bates-Kur.
Woher kommt aber die Verspannung der Augen? Zum wenigsten aus den Augen selbst, sondern aus eurem Nervensystem, als dem Hirn, aus der Seele. Der Kultur-Mensch ist geängstigt, gejagt in den Grundlagen seiner Existenz; er ist wirtschaftlich, körperlich, politisch, rechtlich, ästhetisch, sexuell und religiös erschüttert und verwirrt. Also ist sein Hirn verstimmt; viele Lagerschrauben sind gelockert und ausgeleiert, viele andere verklemmt und verrostet. Wie das Hirn, so das Auge, denn es ist ja nichts anderes als ein vorgeschobener Beobachtungsposten des Hirns.
Lockere den Strain, ist Bates ständiger Imperativ. Wo das gelingt, erfolgt volle Heilung. Wo nicht, bleibt sie versagt. Brillen verewigen den Strain, denn sie entheben das Auge jedes Versuches, den Strain zu lösen.
Alle Übungen der Sehschule zielen darauf hin, vor allem das Palmieren und das Besonnen. Wollen wir eine Maschine reparieren, so müssen wir sie erst einmal stillsetzen? So setzen wir das Auge still durch Palmieren und bloßes Liderschließen. Du wendest ein: Das tut man ja jede Nacht im Schlaf. Sehr richtig. Das gesunde Auge ist nach dem Schlaf auch wieder erquickt und arbeitsfroh. Aber dass ein Kurzsichtiger sich gesund schläft, kommt nicht vor, denn er nimmt seine Verspannung mit in den Schlaf, wie alle neurasthenischen „Nachtspanner“ vom Schlaf keine Erquickung haben können. Wie man sie

schlafen lehrt, ist in meinem Buche „Asthma-Heilung“ beschrieben.

Beim Palmieren schlafen wir auch, aber nur mit den Augen, während der Geist wach bleibt. Darin liegt der große Unterschied: Hier lernen wir die Augen entspannen auf bewussten Befehl, in freier Willkür; die Augen entspannen sich nicht von selber, weil es ihnen so passt, das wäre Anarchie, sondern auf Befehl unseres Willens. Damit erreichen wir die erste Stufe aller Heilung: Freie Herrschaft des Geistes über den Körper wenn auch nur erst im negativen Sinne.

Palmierend wird der Sehnerv ausgeschaltet. Er sinkt in tiefe, höchst wohltuende Ruhe, die sich allmählich über das ganze Hirn, Nervensystem in die Seele ausbreitet.

Erst aus der wiedergewonnenen Ruhestellung und Haltung (Aristoteles′ Hexis) heraus dürfen die weiteren, mehr und mehr aktiv werdenden Sehübungen entwickelt werden.

Von der Schönheit des Blickes. Ein gutsehendes Auge ist schön. Das schönste Auge ist das des kleinen Kindes. Es ist kristallklar, wie von innerer Sonne durchleuchtet. Das lachende Kinderauge ist gewiss schön, aber erhaben wird es, wenn es mit feierlichem ruhigen Ernst dir tief ins Auge schaut, stillfragend Nanu, was bist denn du für Einer? Diesen Kinderblick gilt es wiederzugewinnen.

Stell dir vor, den Kindesblick auf den Weihnachtslichterbaum. Er trinkt die Herrlichkeit in sich hinein und ist gleich weit entfernt vom Aufreißen der Augen wie vom stechenden Zusammenkneifen.

Oder auch Goethes Augen, die noch im hohen Alter den Besucher betörten wegen ihres verblüffend ehrlichen Kinderblicks. Nur solche Augen konnten von sich singen: Ihr glücklichen Augen, was je ihr gesehn, es sei wie es wolle, es war doch so schön.

Das Ablegen der Brille.

Ist die Brille noch nicht lange getragen, wird sie natürlich am Besten gleich und ständig abgelegt, wenn es auch in den ersten Tagen etwas ungewohnt und lästig ist. Bates geht darin etwas schroff vor. Bei Patienten, die ihren Beruf nicht für Wochen und Monate unterbrechen können, muss man wohl oder übel Konzessionen machen und die Entwöhnung stufenweise vornehmen. Zunächst beim Essen, und abends, und natürlich während der Übungen. Aber ehe ein stark Kurzsichtiger oder Starkranker sich vom Auto totfahren lässt, soll er sich auf der Straße schon lieber die Brille noch einmal aufsetzen.

Nach 8—14 Tagen fangen die Augen an, gegen die Brille zu protestieren; man wird sich ihrer immer unangenehmer bewusst; man behilft sich immer öfter und länger ohne sie; das Druckgefühl, das „zur Strafe“ in den Augen wieder ähnlich gefühlt wird wie damals, als der Sehfehler auftrat, nötigt dazu.

In ganz extremen Fällen, bei über 12 Dioptrien mussten einige Patienten vorübergehend zu früher gebrauchten minder scharfen Gläsern zurückgreifen, um die auftretenden, leicht glaukomatösen Schmerzen zu lindern. Von der Überkorrektur durch konträre Gläser, die Graf Wiser häufig und erfolgreich anwendet, wird in der Bates-Kur bisher kein Gebrauch gemacht. Bei begriffstutzigen Schülern ist diese Zwangskorrektur anfangs vielleicht angebracht. Darüber müssten konkurrierende Versuche entscheiden.

Achtes Kapitel.
DIE VERGEISTIGUNG DES BLICKES.

Lebendige Kugelkristalle aus flüssigem Diamant, so möchte Shakespeare die Augen nennen.
Der Sehwille erfüllt sie mit Lebenstätigkeit, mit Interesse und Anteilnahme. Die Seele ist des Auges Motor, denn im Tiefsten hat der Schöpfer ihnen Lichthunger als Bedürfnis eingepflanzt, wie schon der Pflanze. Nun aber bedarf dieses lichtdurstige Ding einer zweckmäßigen höchsten Leitung, wie Goethe den Geist betitelt.
Ohne Geist ist das Auge sinnlos. Das Auge ist die Hand des Geistes, mit der er in Sonne und Milchstraße greift, und „begreift". Das Auge begreift nur das Flächenhafte und Farbige. Die dritte Dimension kreiert der Geist dazu.
Der inferiore Geist fragt warum? Wissenschaft. Der superiore Geist fragt wozu? Vernunft, Epi- und Prometheus.
Vernunft ist das Reich der bewussten Zwecke also supra naturam.
Ohne Vernunft (blödsinnig) ist das Auge des Toten, des sinnlos Betrunkenen, des Irrsinnigen, des Narkotisierten, des Deliranten. (Auch „des Dichters Aug in heilgem Wahnsinn ziellos rollend"?)
Das vernunfterfüllte Sehen besteht in dem Deuten der Sehbilder, in der Erkenntnis ihrer Beziehungen zu einander und des Zweckes, den sie für uns haben.
In unserm Zusammenhang ist Vernunft: Verständnisvolles Sehen.
„Bedeutend" ist ein Lieblingswort des alten Goethe.
Stehe ich mit einem übrigens recht gescheiten und gebildeten Rechtsanwalt am offenen Fenster, um die Mittagszeit, lasse ihn die Gegend betrachten. Am östlichen Himmel stand eine lichte Scheibe, als Halbkreis. Was ist das? Er riet das blaue vom Himmel herunter. Eine Wolke? Nein. Ein Schwan? Nein. Ein Gebäude? Nein. Ein Zeppelin? Nein. Nun, vor drei Tagen hat es andere Form gehabt, nämlich so, und ich zeichnete ihm mit dem Finger eine Sichel an die Fensterscheibe. Ja, diese Form sieht wie eine Mondsichel aus. Na, was ist der Halbkreis dort also? Keine Antwort. Endlich sage ich es ihm, es ist der Mond.
Das ist doch nicht möglich, dass der Mond bei Tage scheint. Das hätte er mit seinen sechs Dioptrien noch nie gesehen! Schließlich machte ich es ihm aber doch klar, und nun sah er lachend den Mond. So unglaublich deutungsstutzig war der Arme. Gesehen hatte er ihn sofort, aber nicht erklären können. Das schlecht sehende Auge hat mangels Übung das Deuten sich abgewöhnt. Und muss durch Übungen, die wir als Fernsehen zusammenfassen, wieder dazu erzogen werden.
Du trittst mit dem Patienten ans offene Fenster. Was sehen Sie? Was so ein rechter hartgesottener Sünder ist, der antwortet zunächst typisch: Nichts! Er lässt aber mit sich handeln. Wirklich, rein gar nichts? Na ja, so was Grünes, aber wirklich nur

ganz undeutlich. Für was halten Sie das Grüne? Es werden wohl Bäume sein. Einer oder zwei? Nein, viele. Aha! Nun, was sehen sie noch? Ein Haus in den Bäumen. Schön. Für was halten Sie das Haus? Das wird wohl das Staatstheater sein. Richtig. Welche Farbe? Gelb. Und oben? Da ist etwas Schwarzes. Bravo. Was bedeutet das schwarze? Das wird wohl das Dach sein. Und oben auf dem Dach? Das können Sie heute noch nicht sehen. Aber hier mit dem Zauberloch oder auch mit dem Opernglas, bitte? Ja, da stehen zwei Blitzableiter. So muss man dem Delinquenten ein Geständnis nach dem andern aus den Zähnen ziehen. Hebammenkunst nannte Sokrates dieses Verfahren.
Eine andere hübsche Übung ist das Windfangen. Der Patient sucht, wo Zweige sich im Wind bewegen. Überhaupt Suchübungen. Z. B. man steckt einige Stecknadeln an die Wand, lässt den Kurzsichtigen „mit der Nase dran riechen", allmählich muss er weiter zurücktreten und die Nadeln immer wieder von neuem erspähn. Oder dasselbe mit einigen winzigen Tintenpunkten an der Tür. Oder graue Steinchen auf grauem Teppich. Oder das Kinderspiel: Ich sehe was, was du nicht siehst, es hat eine . . . (graue, blaue etc.) Farbe. Ganz besonders empfehlenswert ist das Beobachten von Wolken, Vögeln, vorübergehenden Menschen, Hunden und fahrenden Autos.
Auch das Hin- und Weggehen von Bildern an der Wand, natürlich immer mit Unterbrechungen. Oder das sinnige Betrachten eines bunten, welken Blattes. Solche Sehübungen an naturgegebenen Dingen, draußen im Wald und Feld, sind viel wohltuender als vieles Buchstabenlesen.
Beobachtungskunst. Hier ist der Gedächtnislehrer Professor Poehlmann in München unser Meister. Seine Gedächtnisschulung in schriftlichen Kursen kann nicht warm genug empfohlen werden.
Die Beobachtung sei ruhig, klar und umfassend, so ungefähr heißt es bei Goethe.
Ruhig. Aber Tempo, Tempo! heult es heute durch die Gassen. Aus edler Leibeskultur ist ein rekordbrechender Wahnsinn von Schnelligkeit geworden. Wir meinen mit Radio, Telegraph, Telephon, Luftschiff und Auto Raum und Zeit zu beherrschen und sehen nicht, dass wir immer mehr Sklaven der Zeit, gehetzte Hasen eines blind entarteten Mammonismus geworden sind.
„Nur mit die Ruhe", sagt der Berliner, aber wo hat er sie? Wegen Überstürzung des Tempos im Vormarsch verloren wir die Marneschlacht, und als der General, der mit unerschütterlicher Seelenruhe immer gerade zur rechten Zeit kam, war der Sieger von Tannenberg schon vor dem Kriege im der ganzen Armee bekannt.
Ohne Ruhe ist das Sehen ebenso verpfuscht wie das Denken! Daher unsere Übungen mit der Zeitlupe, des Silberputzens, des geistigen Fotografierens. Unruhe und Hast im Denken erzeugt notwendig „Vorurteil", im Sehen Liederlichkeit, unscharfe und nicht bleibende, verflachende Eindrücke, schlechtes Gedächtnis. Ohne Ruhe keine Geduld – Geduld ist vielleicht die größte seelische Großmacht, unentbehrlich für den Sehschüler. Aber durch diese Übung der Geduld erlernt man diese hohe Tugend nicht nur fürs Auge, sondern für die ganze Seele. Zappelige Kinder mit Liderverkneifen, Gesichterschneiden und veitstanzähnlicher Unruhe werden schon in der ersten Unterrichtswoche zusehends im ganzen ruhiger, namentlich durch die Zirkusübungen.

Umfassend. Geh im Geiste herum um deinen Gegenstand, dass du ihn von allen Seiten besiehst, sagt unser Großmeister des Sehens aus Weimar. Auch Kants Lebensarbeit könnte man praktisch dahin zusammenfassen: Denke immer daran, dass der Gegenstand, von einer anderen Richtung aus betrachtet, wesentlich anders aussieht, als von deinem Standpunkt aus. Damit erzeugen wir in uns eine menschlich schöne Toleranz des Denkens, aber bitte nur in Prägen von Ansichten, nicht in der moralischen Festigkeit.
Durch besseres Beobachten bereichern wir unser Weltbild. Je reicher die Einzelheiten werden, um so interessanter wird dir das Gesehene, je mehr wächst deine Freude an den Dingen, der Welt, deinen Augen und dir selber.
Je mehr du dich und deine Augen im Anschauen vergisst, um so reiner, selbstloser und entspannter wirst du, deine Augen und das in ihnen erzeugte Bild.
Bates sagt oft, die Augen mochten sich beim Sehen möglichst passiv verhalten, das ist sehr richtig, nur fehlt der Nachsatz: Damit sie sich nach Auslösung aller Fehlspannungen nun mit richtiger, voller froher Lebenslichtkraft erfüllen. So grundwichtig die Entspannung zu aller Heilung ist, so bleibt sie doch immer nur ein vertieftes Wellental, das eine verstärkte Lebensflut einleiten soll. Wie auf einer Seite das überhastete Tempo beim Lesen ein Übel ist, so auf der andern die Trägheit und Schwerbeweglichkeit des Blickes. Deshalb müssen besondere Übungen das träge oder starrende Auge leicht beweglich machen. Schnelles Erfassen eines Buchstabens oder Gegenstandes; man wirft einen raschen Blick, schließt das Auge und beschaut jetzt das noch nachdauernde Bild. Lesen der Gedächtnisphotographie mit dieser Übung produzieren sich bisweilen Gedächtniskünstler, die mit einem Blick eine Tafel mit 100 Zahlen sich derart einprägen, dass sie sie mit geschlossenem Auge in und außer der Reihe „ablesen" können. Bei Poehlmann kann man viele solche Übungen finden.

Neuntes Kapitel.
PRAKTISCHE WINKE, KRITIK, INDIKATIONEN, ALLG. KÖRPERBEHANDLUNG.

Gebrauch der kleinen Sehtafel.

1. Sie dient als „Souffleur". Kannst du einen Buchstaben auf der großen Karte nicht erkennen, so suche ihn auf der nahe gehaltenen kleinen Karte auf; „fotografiere" ihn und projiziere das Gedankenbild auf den Buchstaben der großen Karte; 5 Sekunden halte die Augen geschlossen, ½ Sekunde offen.
2. Auf der Rückseite findest du unsere Übungen in der richtigen Reihenfolge.
3. Die kleine Karte eignet sich weniger zum Leiern; für dieses aber bestens die Miniaturdrucke.
4. Halte eine Miniaturkarte 1 cm vor ein Auge, am Besten in voller Sonne,

die du im Rücken hast. Nach ½ Stunde werden aus den verschwommenen Fluten einzelne Buchstaben heraustreten. Gleite langsam über ein und dasselbe Wort hin und her. Die größte Geduldsübung. Besonders geeignet für Über- und Alterssicht.

5. Der Kurzsichtige muss seinen Brennpunkt allmählich herausziehen, der Weitsichtige ihn annähern.
6. Vergiss nie aufzuhören, sobald du Ermüdung fühlst, dann palmiere, schaukele, schwinge und sieh in die Ferne.
7. Übe dich nie stumpf an ein und derselben Übung.

Kritik, Indikation und ergänzende Heilbehandlung.

In einem Punkte unterscheiden wir uns grundsätzlich von Bates: Wir unterstützen die Augenheilung so viel wie möglich durch allgemeine Behandlung des Körpers. Weil das Auge ein edles Organ ist, hängt sein Wohlbefinden auf das innigste vom ganzen Leibe und der Seele, sowohl vom Hirn und Nervenzustand, als vom Blut, Lymphe, Atmung, Verdauung, Stoffwechsel, Haut, Sexualleben etc. und ihren Erkrankungen ab.

Gewiss hat jedes Organ seine Eigen-Gesetze, -Aufgaben und -Kräfte, die in einer sorgfältigen Lokaltherapie gepflegt werden müssen; aber oft führt diese allein nicht zum Ziel, solange nicht das Gesamte des Menschen zur Genesung herangezogen wird. Damit kommen wir auf die heikle Frage der Indikation für die Bates-Methode.

Bei vielen begeisterten Laienbehandlern heißt es kurz und bündig: Bates heilt jedes kranke Auge! Das ist natürlich grober Unfug, schadet der guten Sache empfindlich und ruft bei den Fachärzten eine nur zu verständliche Ablehnung, ebenfalls wieder in Bausch und Bogen hervor. Darum versuchen wir eine anständige, rein sachliche Kritik.

Wo ist — nach den bisherigen Erfahrungen — Bates am Platze? Wo liegen seine besten Erfolge?

Antwort: Da, wo ein ausgesprochen nervöses Moment bei Sehstörungen mit im Spiele ist, sei es primär, sekundär oder in Wechselwirkung. Nun aber, wo in der Welt ist ein Kranker, eine Krankheit ohne Nervenbeteiligung?

Also z. B. alle die Patienten, denen der Augenarzt sagt: Sie haben für ihre Brechungsanomalie die richtige Brille, wenn Sie trotzdem Beschwerden haben, so ist das rein nervös. Der Patient geht zum Nervenarzt, der erklärt sich aber inkompetent, er darf von Augen nichts verstehen. Zu wem soll dieser Patient gehen?

Da aber jede Brechungsanomalie ihre nervösen Komponente haben muss, so wird eine Batesbehandlung bei ihr immer Aussicht auf Erfolg haben. An der Tatsache ist nicht zu rütteln, dass Hunderte und Tausende von Menschen durch die Batesübungen ihre Brillen abgelegt und oft sogar übernormales Sehen erreicht haben, auch noch im Alter.

Bates bietet hier einen Weg, wo es bisher keinen gab. Selbst wenn so nur ein Zehntel der kurzsichtigen Kinder wieder normal sehen würden, wäre das eine

medizinische Großtat. Und ihr passiven Widerstand zu leisten, eine Unterlassungssünde.
Aber auf die Heilung von reinen Sehstörungen und Brechungs- fehlern beschränkt sich die Methode gewiss nicht. Ohne Zweifel können gewisse Sehstörungen zu schweren Erkrankungen führen; so z. B. die bösartige Form der progressiven Kurzsichtigkeit zur sogenannten Netzhautablösung und Erblindung.
Je mehr wir mit Bates funktionell denken lernen, um so mehr Verständnis gewinnen wir in das Zustandekommen vieler schwerer Augenleiden, die sich schließlich auch anatomisch gröblich bemerkbar machen. Hierher gehören Astigmatismus, Linsenluxalion, Pupillenverzerrungen, beginnende Optikus-Atrophie, Schielen, beginnender Star, Hornhauttrübungen, chronische Bindehautent- zündungen, Nystagmus, Glaukom, wahrscheinlich auch Farbenblindheit. Damit ist aber noch nicht gesagt, dass diese Erkrankungen immer ausschließlich auf dem Wege der Funktions-Störung entstehen müssten.
Bei solchen Fällen werden nicht selten volle Heilungen erzielt, aber je schwerer sie sind, um so mehr hängt die Heilung davon ab, dass der Patient lange, fleißig und verständnisvoll übt.
Wohl verstanden unter den nach Bates behandelten Fällen finden sich alle diese Krankheiten als Heilungen. Es wäre aber weit gefehlt, daraus den Schluss zu ziehen, ein jeder solcher Fall kann oder muss nach Bates oder etwa gar nur nach Bates geheilt werden. Der Vergleich mit der modernen Psychotherapie liegt nahe. Auch hier beobachten wir recht oft erstaunliche Heilresultate der allerverschiedensten Krankheiten; sei es durch Hypnose, Überredung, Fremd- oder Selbstsuggestion.
Zunächst bei dem Heer der neurasthenischen und neurotischen Störungen; sie mögen ihren Schwerpunkt nun mehr im Seelischen oder in den Körpernerven und Ganglien haben. Auch hier lässt sich leicht formulieren: Je mehr ein geistiges, seelisches oder sogenanntes nervöses Moment die Störung hervorruft, um so mehr werden psychotherapeutische Methoden Aussicht auf Erfolg bieten.
Gewöhnlich glaubt man, diese Heilweise sei auf funktionelle Störungen verschiedenster Art beschränkt. Das ist aber ganz gewiss zu eng gedacht. Freilich muss man die Eierschalen eines einseitigen Materialismus abgelegt und einige Sicherheit im funktionellen (energetischen oder dynamischen) Denken erreicht haben, um die Möglichkeit zu begreifen, dass auf psychischem Wege rein körperliche Veränderungen so wohl entstehen als ausheilen können.
Wie der Psychotherapeut im großen ganzen eine Skala aufstellen kann von Krankheiten, die sich am Besten, manchmal, selten oder nie für seine Behandlungsweise eignen, wie er auf der andern Seite die Individualität des Kranken neben der abstrakten Diagnose in Rechnung stellt; so verfährt auch der praktische Batesarzt. Misserfolge sind keine Schande, wenn man aus ihnen lernt und sie ehrlich zugibt. Menschlich verständlich ist es, wenn der Arzt gern Heilerfolge bei schweren und allgemein als unheilbar angesehenen Fällen auftischt. Ähnlich wurden in den Kliniken die Studenten mit den schwersten Operationen und Endzuständen überfüttert und die häufigsten Alltagsfälle oft nicht nach Gebühr beachtet. So sollten auch die Batesbehandler es nicht geradezu

herausfordern, dass sich die allerschwersten Fälle zu ihnen drängen. Die Reihenfolge der Indikationen für Bates müsste viel klarer herausgearbeitet werden. Leider vermag ich sie nur in großen Zügen zu entwerfen.

1. Die rein nervösen Sehstörungen: Sehschwäche, Ermüdbarkeit, Lichtscheu, Nachtblindheit, verschwommenes Sehen, „Mücken", Schatten, Flimmern, motorische Störungen, Zittern, Nystagmus, Bildunruhe, Lidhängen (hier Nervenmassage).
2. „Brechungsanomalien: Kurzsicht, Übersicht, Alterssicht.
3. Fixierte Sehstörungen: Astigmatismus, Schielen.
4. Trübungen der durchsichtigen Teile, der Hornhaut, der Linse, des Kristallwassers.
5. Ermattung der Retina, des Sehfleckes und der optischen Nerven.

All das sind die nächstliegenden Heilanzeigen und mit ihnen hätte man eigentlich schon genug. Unzweifelhaft gelangen aber auch Erkrankungen von ernsterer Art mit starker anatomischer Material-Schädigung bei Bates zum Stillstand, zur Besserung und vollen Heilung.

Je besser bei ihnen die Erfolge der bisher üblichen Methoden sind, um so mehr soll man es bei ihnen belassen.

Wo eins aber nicht der Fall ist, hat der Forscher eigentlich die Pflicht, sich über die Möglichkeit eines neuen Heilweges zu belehren und ihn gelegentlich heranzuziehen, sei es als Ergänzung, zur Vorbereitung oder Nachbehandlung, etwa von Operationen, oder vielleicht sogar gelegentlich als Ersatz der bisherigen Methoden.

Wenn sich´s um die eigene Gallenblase handelt, versucht der Chirurg es auch lieber noch mal mit Karlsbad und vergibt sich damit wirklich nichts, namentlich solange es noch nicht zu spät ist.

Was dem einen sein Karlsbad, ist dem andern sein Bates.

Die folgenden Kategorien eignen sich für die Bates-Methode nur unter Vorbehalt. Gemeinsam ist ihnen schwere anatomische Veränderungen. Recht gute Erfolge werden erzielt bei Netzhaut „Ablösung". Man möchte die wiedergewonnene Verkürzung der Augachse als Heilmoment mit Händen greifen. Bei tiefer Exkavation des Trichters im optischen Nerv. Bei fortgeschrittenen Fällen von Versagen des Sehnerven, die wir allzuschnell mit der graulichen Verstellung von Atrophie belegen.

Nun zu den Gegenanzeigen (Kontraindikationen). In Bates Hauptwerk ist darüber leider ebensowenig etwas gesagt, wie über misslungene Kuren. Um ganz offen zu sprechen: Selbst wenn Bates mit seiner Theorie von der funktionellen Ursache und der „Bulbusakkommodation recht hätte, so ist es doch
einfach unannehmbar, es so darzustellen, als ob durch noch so schöne Übungen nun all´ und jedes heilbar würde.

Als ob all´ und jedes, was die Augenärzte der ganzen Welt bisher getan haben, Unfug wäre!

Nein! Zu den bisherigen therapeutischen Leistungen der Augenheilkunde, die allerdings im wesentlichen in Brillen, Arznei und Messer bestand, tritt jetzt ein vierter Weg hinzu. So gewiss, wie er im geeigneten Fall etwas leistet, was bisher

unmöglich war, so sicher wird in anderen Fällen einer von den alten Wegen zum Ziele führen. Hierher gehören erst einmal alle syphilitischen und tuberkulösen Augenleiden. Die akuten Stadien von Netzhaut- ablösung, Glaukom, Trachom, mechanische frische Verletzungen und vieles andere.
Der Star. Viele Starkranke melden sich zur Behandlung nach Bates. Hauptgrund ist Angst vor der Operation. Man kann diese Fälle nicht nach der Schablone behandeln. Mir scheint dies ein vernünftiger Mittelweg: Handelt es sich um einen ausgereiften Star bei einem alten, allgemein verbrauchten Patienten, so soll er sich ruhig operieren lassen; dann kann er nachher immer noch versuchen, sein linsenloses Auge zu recht erheblicher Verbesserung zu erziehen; wenn überhaupt, würde die Batesbehandlung Jahr und Jahre dauern. Wer ist dazu imstande?
Ganz anders liegt der Fall bei etwa erst beginnender Trübung der Linse, der Hornhaut oder des Glaskörpers. Hier sind bei geeigneten Patienten oft in kürzerer Zeit volle Erfolge zu erzielen.
Warum soll Bates nicht gerade so mit chirurgischen Eingriffen kombiniert werden, wie der Chirurg nach der Operation von Gymnastik ausgiebigen Gebrauch macht? Ebenso mit Arzneien. Die Kombination der Bates-Methode mit den zahlreichen homöo- pathischen Arzneien bietet noch ein weites Feld künftiger Heilerfolge.

Bates-Methode und allgemeine Körperbehandlung.

Kein Augenarzt wird dagegen Einspruch erheben, dass Augenleiden mit anderen körperlichen Krankheiten verbunden sein können. — Nicht nur wird oft eine Nierenentzündung, ein hoher Blutdruck, eine Tabes durch den Befund am Augenhintergrund und an abnormer Irisbewegung entdeckt, sondern dem in biologischen Zusammenhängen erfahrenen Arzt ist es ohne lange exakte Demonstrationen einfach ein logisches Postulat, dass gewisse Allgemeinstörungen sich überall als lokale Erkrankungen etablieren können. So haben schlechte Blutbeschaffenheit, gestörte Blutzirkulation, ungenügende Atmung, vor allem aber träger Stoffwechsel und Darmleben einen ebenso schlimmen Einfluss auf die Augen, als das von Bates in den Vordergrund gestellte Nerven-und Seelenleben. Diese allgemeinen Störungen müssen je nach dem gegebenen Fall in den Heilplan mit einbezogen werden: Ernährung nach modernen Grundsätzen, Atemschulung, entspannende Gymnastik, Hydro- und Psychotherapie.
Vielen Nutzen haben die Patienten von Massage der Augenlider, der Nasenwurzel, des Orbitalrandes, wie wir sie nach Cornelius häufig anwenden.
Die tieferen Zusammenhänge der Bates´schen Sehlehre nach ihrer philosophischen und religiösen Seite hin werden in einer späteren Veröffentlichung besprochen werden.

Wiesbaden, den 16. Dezember 1930. – Wiesbadener Sehschule Dr. med, Douglas,

Zusammenfassung der Übungen:

1. Palmieren. Anfangs mit 3 mal 5 Minuten am Tage: Dazu atmen und ruhevolle Gedanken.
2. Lichtwechsel. Blinzeln. Besonnen. Buchstaben und Worte bedecken.
3. Großer Schwung. Stufenweise, rhythmisch, mit Summen. Schweifen. Traben.
4. Zirkusübungen. Schaukeln (Leiern).
5. Zauberloch. Zauberpfennig. Lochkarte. Laubblatt. Blumen.
6. Imagination.
7. Beobachten. Deuten. In die Ferne. Belebtes. Beurteilen. Wandbilder.

Regeln:

- Mache die Übungen am Meisten, die dir die meiste Freude machen.
- Wirst du ungeduldig, so höre auf für dieses Mal.
- Was heute noch nicht gelingt, glückt später.
- Übe dich nicht müde an einer einzelnen Übung, sondern nimm dann eine andere vor.

Heilkräuterbuch:

Vorwort:

Heil demjenigen, der nicht den Irrwegen,
sondern der Ordnung des Lichtes der Natur
folgt – er ist das Heilmittel und der Heiler.
Paracelsus (1493-1541)

Den Menschen, dieses schöne und hohe Wesen, hat der Schöpfer so eingerichtet, dass sein Körper sich aufbaut und erhält durch die Nahrung, die die Pflanzen ihm bieten. „Ihr sollt euch nähren von den Früchten des Feldes und den Pflanzen, die sich besamen", sagte Gott den ersten Menschen. Aber dieses Gebot übertraten die Evaskinder leider in einem fort. Sie nähren sich nicht allein von den Pflanzen, sondern verschlingen jährlich auch noch viele Millionen unschuldiger Tiere, die sie grausam töten. Und mit den Pflanzen wissen sie leider auch nicht richtig umzugehen. Daher kommen dann die vielen Krankheiten. Aber hat der Herrgott auch vorausgesehen und, obwohl der Mensch sein Gebot tausendfach übertritt, will er ihm doch die Strafe der Krankheit nehmen, indem er überall seine Arznei hinstellt. „Der Herr lässt die Arznei aus der Erde wachsen und ein Vernünftiger verachtet sie nicht", heißt es im Alten Testament bei Jesus Sirach. „Gott hat die Gewächse heilsam gemacht", sagt die Bibel an anderer Stelle.
Jahrtausende hat die Menschheit ihre Gebrechen mit den Heilpflanzen, von denen manche, wie wir noch sehen werden, mit großer Heilkraft ausgestattet sind, geheilt. Schon König Salomo verfasste ein Kräuterbuch zu Nutz und Frommen für sein Volk. Aber auch die ägyptischen Priester waren ausgezeichnete Kenner der Heilkräuter. Sie wurden aber noch von den alten griechischen Ärzten übertroffen. Äskulap wurde als Gott der Heilärzte verehrt, und der Äskulapstab mit den um ihn sich windenden Schlangen gilt noch heute als Symbol der ärztlichen Wissenschaft. Berühmt ist der griechische Arzt Hippokrates, der bereits 234 Heilpflanzen beschreibt. Ihm folgen noch manche andere, die hier nicht alle namhaft gemacht werden können. Bei den Römern ist sehr bekannt Antonius Musa, der bereits die Kaltwasserkur systematisch anwandte. Von ihm ist eine Schrift erhalten „De herba Betonica", das Zehrkraut, in der er 47 Krankheiten aufzählt, die die Betonie heilen soll. Außer dem berühmten Arzt Gallenus können hier aus Raummangel keine anderen genannt werden. Auch die Araber haben berühmte Kräuterärzte besessen.
Nach Einführung der Klöster übernahmen diese die Pflege der Kräuter-kunde. In jedem Kloster war ein Mitglied, das sich ihr besonders widmete. Der Benediktinerorden zeichnete sich vor allem in der Kräuterheilkunde aus. Daneben blühte aber auch die weltliche Medizin, besonders in Italien, wo Salermo und später Padua berühmte Lehrstätten wurden. Auch in Deutschland stand die

Pflanzenheilkunde unter den Ärzten in hohem Ansehen.
Mit der zunehmenden Kenntnis der Chemie aber geriet die Heilkunst immer mehr auf Ab- und Irrwege. In stetig wachsender Zahl nahm sie auch anorganische, d. h. nicht aus dem Pflanzen- und Tierreiche stammende Stoffe, in ihren Arzneischatz auf. Und heute ist die Entwicklung bereits so, dass die Ärzte kaum noch mit ein paar Heilpflanzen umzugehen wissen. „Menschenfreundliche" und geschäftstüchtige Fabriken liefern den anorganischen Pillen- und Tablettenschund in Tausenden von Spezialitäten. Kein Hund würde auch nur ein einziges dieser Präparate aus freien Stücken fressen, weil sein gesunder Instinkt ihm das verbietet, der mit Vernunft begabte Mensch dagegen nimmt sie unter Umständen kiloweise. Und der Erfolg? Die Fabrikanten lachen, der Arzt ist ratlos und der Patient – geht schließlich zugrunde, wenn sich seine Natur nicht doch zuletzt noch selber hilft.
Wenn unsere Professoren und Doktoren der Medizin auch nur einen Funken vernünftiger Überlegung hätten, dann müssten sie sich doch sagen, dass alle ihre Erfindungen dieser unsinnigen Präparate doch weiter nichts ist als ganz gewöhnliche, wenn auch tausendmal staatlich approbierte Pfuscharbeit in Gottes herrlicher Werkstatt, die nicht einen Schuss Pulver wert ist. Alle chemischen Fabriken der Welt arbeiten nicht so exakt und so vollkommen wie ein einziges jener kleinen Kräuter, die dein Fuß mitleidlos zertritt. Und wenn alle Medizin-Professoren und alle Ärzte mit ihren Pillen und Tabletten und mit ihrem Latein schon längst zu Ende sind, dann versagen die Heilpflanzen noch lange nicht. Eine einzige Heilpflanze heilt bisweilen eine Krankheit in wenigen Tagen, die jahrelang dutzendfach verarztet ist.
Dafür muss man natürlich die Heilpflanzen und ihre Wirkungsweise kennen, eine Kenntnis, die leider auch dem Volke immer mehr verloren geht. Früher hatte jede Mutter für die so gemeinhin vorkommenden Krankheiten ihre Kräuter zur Hand, selbst gezogen, gesammelt und bereitet. Es waren meist nicht viele, aber sie genügten ihr, um damit den meisten Krankheiten beizukommen. Seitdem die Frauen aber die Zeitungen lesen und „aufgeklärt werden", was so viel heißt als „dem Schwindel glauben", sammeln unsere Frauen keine Heilkräuter mehr, und die Krankheiten nehmen überhand, und die Ärzte, die nach dem ehrlichen Eingeständnis ihrer aufrichtigsten Vertreter von der Heilkunst auch nichts verstehen, haben trotzdem alle Hände voll zu tun. Die Ärzte, die wirklich Erfolge in ihrer Praxis haben, wissen die alten Hausmittel weise zu nutzen und pfeifen auf den modernen Arzneischund.
Damit es anders werde und mancher, der sonst dem Tode sicher verfallen ist, doch noch gerettet werde, habe ich dies Büchlein geschrieben, gleichsam als Dank für Rettung aus schwerer Krankheit und zum Lobe und zum Ruhme der blühenden und duftenden Erretter, die in ihrer stillen Weise die Macht und Herrlichkeit des Weltenschöpfers ebenso rühmen wie die Feuersonnen, die da nächtlich über unsern Häuptern durch den Weltraum reisen und in Flammenhymnen den Weltenarchitekten ewig rühmen.
Ich wünsche, dass dieses Büchlein in die Hand einer jeden Mutter komme, die über das Leben und die Gesundheit ihrer Lieben wacht. Aber auch die Lehrer und

Lehrerinnen, vor allem auf dem Lande, mögen fleißig darin lesen und die Jungen und Mädchen die Heilpflanzen kennen lehren, möglichst an Ort und Stelle. Und dann sind da die Geistlichen, die an so manches Krankenbett kommen und sicher einmal gern einen guten und vernünftigen Rat geben. War doch derjenige, dem wir das wachsende Ansehen und Wiederaufleben der Heilpflanzenkunde verdanken, nur ein schlichter Pfarrer, und doch geht der Name Sebastian Kneipp durch die ganze Welt. Auch der bekannte Verfasser eines Kräuterbuches, Dr. Losch, und der berühmte Schweizer Kräuterarzt Künzle gehören dem Pfarrerstande an. Dann haben sich um die Heilkräuterkunde auch der Lehrer Thiel in Barmen, der Rechtsanwalt Glünicke in Berlin und Dr. med. Kahnt, Charlottenburg, sehr verdient gemacht. Wenn auch auf den Lehrstühlen der Universitäten mancher Professor über den kurpfuschenden Landpfarrer und Lehrer die Nase rümpft: Lasst ihm das Vergnügen. Von der eigentlichen Heilkunst versteht er ja auch nichts. Das geben ehrliche Universitätsprofessoren doch selber zu. Ihr aber helft dem Kranken um Gottes Lohn. Dieses Büchlein sei Euch Führer. Hilft Euer Trank dann trotzdem einmal einem Kranken nicht, dann dürft Ihr wenigstens beruhigt sein: Geschadet hat er ihm dann auch nicht. Auf die Dauer werdet Ihr viel Freude erleben, besonders dann, wenn Ihr einen vernünftigen Arzt zur Seite habt. So einfach, wie mancher meinen möchte, ist die Pflanzenheilkunde doch nicht. Darum möchte ich in allen schweren Fällen den tüchtigen, pflanzenkundigen Arzt nicht entbehren. Der aber wird zu heilen verstehen, dass die Leute staunen.
So möge denn dieses Büchlein hinausgehen zu Nutz und Frommen aller Gesunden und Kranken, die es lesen. Möge es viele vor Krankheit bewahren, möge es ebenso vielen die Gesundheit wiederbringen. Denn davon bin ich überzeugt, dass sehr viele von den Pflanzenheilmitteln, die hier angegeben sind, auch dem modernen Arzt völlig unbekannt sind, die ihn aber geradezu erstaunen werden, wenn er sie anwendet in Fällen, wo die ihm durch die moderne Arzneiwissenschaft übermittelten Präparate längst versagt haben.
Es gibt kaum eine unheilbare Krankheit, höchstens unheilbare Kranke. Das aber ist nicht dasselbe, noch lange nicht. Ich habe schon manchen gesehen, der von den Ärzten als unheilbar aufgegeben wurde und der heute noch gesund herumläuft, weil er zuletzt doch noch in die richtige Apotheke kam, in der der Schöpfer die Medizin selber zubereitet.

I. Einführung in die Pflanzen-Heilkunde.

Alle Pflanzen ohne jede Ausnahme hat der Schöpfer mit wunderbaren Kräften ausgestattet, die teils in ihren flüssigen, teils in ihren festen Bestandteilen wirksam sind. Diejenigen Pflanzen, die erfahrungsgemäß dem Menschen helfen, seine gestörte Gesundheit wieder in Ordnung zu bringen, nennen wir Heilpflanzen.
Diese teilen wir wieder ein in giftige und ungiftige. In diesem Büchlein werden

nur ungiftige Kräuter besprochen. Mit giftigen Heilpflanzen soll kein Laie operieren, da ihre Handhabung und ihr richtiger Gebrauch, um wirklich heilend zu wirken, zu vielerlei Kenntnisse voraussetzt.

Die besonders wirksamen Bestandteile sind nun bald in der ganzen Pflanze in gleicherweise verteilt; bald sind sie besonders in der Wurzel, bald in der Rinde, bald in den Blättern, bald in den Blüten vorhanden. Jede Pflanzenart verhält sich anders. Darum muss man genau wissen, welcher Teil eines Heilkrauts medizinisch besonders in Frage kommt. Ich werde das bei jeder Pflanze stets angeben.

Dann ist für die Heilwirkung einer Pflanze auch noch sehr wichtig, wie man sie für den arzneilichen Gebrauch zubereitet. Da haben wir zunächst den Tee. Einen Tee bereitet man im allgemeinen nur von getrockneten und zerkleinerten Pflanzen und ihren Teilen. Als Gabe nimmt man soviel, wie man zwischen drei Fingern halten kann, so einen abgestrichenen Esslöffel voll. Den gibt man in eine Tasse oder kleines Kännchen und schüttet kochendes Wasser auf. Dann deckt man das Gefäß zu, stellt es auf den warmen Herd und lässt den Inhalt 15 Minuten ziehen. Nun ist der Tee fertig. Meist schmeckt er nicht gerade angenehm. Dann kann man ihn mit Zucker, oder noch besser mit Honig versüßen. Manche Pflanzen aber vertragen keinen Zucker, da er den Tee chemisch so zersetzt, dass er nicht mehr wirkt. Ein solcher Tee muss eben so getrunken werden, wenn man keinen Honig hat. Linden- oder Heideblütenhonig sollte aber in jedem Hause für Krankheitsfälle immer vorrätig sein. Er ist oft eine unersetzliche Medizin. Einen Teeaufguss nennt man auch einen Absud.

Manche Pflanzen, vor allem die frischen, müssen, um aus ihnen die wirksamen Bestandteile herauszukriegen, tüchtig gekocht werden, 15 bis 30 Minuten, manche noch länger, andere dürfen nur kurz strodeln (sieden, brodeln). Eine Abkochung nennt man einen Dekokt.

Man kann sich denken, dass bei der Bereitung eines Absudes und eines Dekoktes viel wirksame Bestandteile verloren gehen. Um dies zu verhüten, hat man noch andere Verfahren erfunden. Da ist zunächst der wässerige Auszug mit reinem abgekochtem oder destilliertem Wasser. Der ist wenig haltbar. Darum setzt man ihm meist nach einem bestimmten Verhältnis etwas Branntwein, Wein oder Weingeist (Spiritus) zu. Oft nimmt man auch Oliven- oder anderes Öl. Ein solcher Auszug heißt, da in der Medizin alles mit Fremdwörtern benannt werden muss, Extrakt.

Der vollkommenste Auszug ist aber die Tinktur. Sie wird aus den Pflanzen in der Weise hergestellt, dass man die Pflanze oder Pflanzenteile mit Weingeist von wechselnder Stärke übergießt, das Gefäß, meist eine Flasche, verkorkt und es dann 7 bis 14 (Bardon schreibt von 28 Tagen. Der Hrsg.) Tage an die Sonne oder einen warmen Ort stellt und ziehen lässt, wobei man das Gefäß öfter schüttelt. Hat der Inhalt genügend gezogen, so gießt man ihn ab, presst das Kraut aus und filtriert das Ganze. Die so gewonnene Flüssigkeit muss ganz klar sein. Sie wird in verschlossener Flasche aufbewahrt.

Vom Tee nimmt man in akuten, d. h. in ganz frischen Krankheitsfällen alle 5 bis 15 Minuten einen Schluck, möglichst immer warm, nur nicht bei Fieber. Stürze

nie eine Tasse so in einem Zuge hinunter. Das ist verkehrt. In chronischen, d. h. schon längere Zeit bestehenden Krankheiten nimmt man alle Stunde oder alle 2 Stunden einen Schluck, je nachdem l, 2 oder 3 Tassen täglich verordnet sind. Das gleiche gilt für einen Dekokt.
Von den Extrakten und Tinkturen werden nur Tropfen genommen auf Zucker oder in einem Esslöffel Wasser. Nimm das Wasser möglichst warm, nur nicht bei Fieber. Und dann denke nicht: Viel hilft viel! Das ist ein großer Irrtum. Denke immer: Viel schadet viel! Mit Medizin, und sei es nur ein Tee, muss man vorsichtig und weise umgehen, wenn man Erfolg haben will. Die Erfolge der Homöopathen beruhen darauf, dass sie so vorsichtig ihre Medizin, die ja meist aus Heilpflanzen besteht, verordnen. Und zwei allopathische Mediziner, die Professoren Schulz und Arndt, haben ein Gesetz aufgestellt, das man das Biogenetische oder Schulz-Arndt´sche Gesetz nennt. Es lautet: Schwache Reize fachen die Lebenstätigkeit an, mittelstarke fördern sie, starke hemmen sie und stärkste heben sie auf. Eine Tasse Tee, in einem Kuhschluck hinuntergestürzt, ist schon kein schwacher Reiz mehr, vor allem nicht bei einem ohnehin kranken Körper. Seine Lebensgeister muss man vorsichtig zu neuer Lebenstätigkeit anreizen und nicht in einem Teesturzbad ertränken.
Die Heilpflanzen sind in Apotheken, Drogerien und Reformhäusern zu haben. Am wirksamsten sind in der Regel die frischen Kräuter. Auf dem Lande sammelt man sie am besten selber und trocknet sie vorsichtig im Schatten, vor Sonne geschützt, und hebt sie in sauberen Leinenbeuteln trocken auf. Dann weiß man, was man für Ware hat. Wenn mal jemand meint, eine Heilpflanze habe bei ihm nicht die ihr zugeschriebene Wirkung gezeitigt, dann liegt es häufig daran, dass das Kraut nichts mehr taugte. Für Heilzwecke darf man nur erstklassige, einwandfreie Ware verwenden.
Noch etwas über das Einsammeln der Heilpflanzen. Die wildwachsenden Kräuter sind die besten. Die im Garten gezogenen taugen wenig oder gar nichts. Je höher und sonniger der Ort, wo die Pflanze steht, desto größer ist im allgemeinen ihre Kraft. Darum sind die Heilpflanzen der Alpen die wirksamsten.
Wann soll man nun die Pflanzen einsammeln? Nur bei Sonnenschein und trockenem Wetter, und zwar nachmittags in der Zeit von 4 bis 6 Uhr, und möglichst nur an den Tagen, wo der Mond zunimmt (auch die Elementezeiten und die Planetentabelle beachten! Der Hrsg.). Die Sonne und der Mond haben einen ungeheuren Einfluss auf die Pflanzensäfte und die Art ihrer chemischen Zusammensetzung. Das ist neuerdings wissenschaftlich einwandfrei erwiesen. Vor 4000 Jahren wusste man das auch schon auf Grund von Erfahrungen. Hier, wie auch sonst so oft, muss unsere Wissenschaft das, was man lange als Aberglauben verlachte und verspottete, als richtig beweisen.
Frauen sollen während der Regeltage keine Heilkräuter sammeln und anfassen. Das beeinträchtigt ganz gewaltig die Heilkraft. Sie sollen auch nie einen Tee für Kranke zubereiten. Er wird ihm nicht bekommen. Frauen, die während der Regeltage Gemüse einmachen (oder Kuchen backen), müssen erleben, dass es ihnen verdirbt. Weckgläser, in denen Gemüse ist, das sie während der Tage angefasst haben, springen auf. Sektkellereien, wo Most gärt, verwehren den

Frauen den Zutritt. Es braucht nur eine menstruierende Frau einen solchen Raum zu betreten, und die ganze Geschichte wird verdorben. Die Natur arbeitet mit unglaublichen Feinheiten. Unsere, im Sumpfe des Materialismus versackte Gegenwart hat dafür die Empfindung verloren. Frauen sollen während der Tage auch möglichst vermeiden, mit den Kranken in Berührung zu kommen, vor allen Dingen nicht im selben Zimmer schlafen. Mädchen sollen während der Regeltage auch keine Kühe melken, deren Milch für Kranke bestimmt ist. Auch soll kein Kranker die Milch brünstiger Kühe trinken. Folgt nur meinem Rat. Der Kranke wird es nicht bereuen. Das Befinden Kranker, die von regelnden Frauen und Mädchen bedient werden, bessert sich kaum oder gar nicht oder wird gar schlechter.

Die Welt ist voller Geheimnisse und Wunder. Wer kann sie enträtseln und entschleiern? „Jede Pflanze", sagt der berühmteste Arzt des ausgehenden Mittelalters, Paracelsus, ein Zeitgenosse Luthers, „besitzt bestimmte Eigenschaften, die bestimmten Gestirneinflüssen entsprechen. Sobald wir die Sterneinflüsse kennen, den Zusammenschein der Planeten auf die Kräfte der Kräuter, so werden wir die Heilmittel wissen, die wir anwenden müssen, um solche Einflüsse anzuziehen, die auf den Kranken günstig einwirken." Und die Seherin von Prevorst, deren Gesichte der Dichterarzt Justinus Kerner aufgezeichnet hat, sagt: „Wüsste man im gewöhnlichen Leben nur die Stunden und Zahlen zu treffen, man könnte mit dem geringsten Heilmittel die schwersten Krankheiten heilen."

Im übrigen wird bald eine Heilwissenschaft kommen, in der die Ernährung eine ganz andere Rolle spielen wird, als bisher. Es unterliegt aber heute keinem Zweifel mehr, dass die Wissenschaft von den Heilpflanzen von neuem im Aufblühen begriffen ist. Und sicher wird auch in einigen Jahren die offizielle Medizin sich anders orientieren und wieder mehr pflanzliche Heilmittel in ihren Arzneischatz einreihen. Auch das Volk wird wieder mehr zu der ihm eigenen und von ihm besonders gepflegten Heilweise zurückkehren, und manches alte, erprobte Rezept wird wieder zu Ehren kommen.

II. Die Heilpflanzen und ihre Heilwirkung.

Es ist mir in dem Rahmen, den ich mir gesteckt habe, nicht möglich, alle Heilpflanzen zu besprechen. Ich kann nur die wichtigsten herausgreifen. Wer mehr wissen will, kann sich eins der am Schlüsse erwähnten Kräuterbücher kaufen. Für Leute, die botanische, d. h. pflanzenkundliche Kenntnisse besitzen, und um Verwechslungen vorzubeugen, füge ich die lateinische Benennung bei.

1. Die Akelei (Aquilegia vulgaris).

Diese auch Jovisblume genannte Gartenpflanze kommt in Wäldern wild vor. Sie wird etwa einen halben Meter hoch und blüht vom Mai bis zum Juli mit blauen

Blumen. Der Saft aus dem ganzen vor oder während der Blüte gepflückten, frischen, zerstoßenen Kraut, mit Lindenholzkohle vermischt und etwas Weinsteinöl, ist ein vorzügliches Mittel bei Fisteln, Eiterflüssen, schlecht heilenden Geschwüren und Kopfgrind. Man macht aus dem Saft, der Holzkohle und dem Weinsteinöl einen Brei und streicht diesen auf die kranken Stellen. Die Leiden werden meist sehr schnell behoben.
Wenn eine Handvoll des Krautes in einem Liter Weißwein gesotten wird, durchseiht und morgens und abends davon einen halben Liter getrunken wird, so hilft dieser Trank gegen Leber-, Milz- und Nierenverstopfung, heilt beginnende Wassersucht und stillt Bauchweh. Da die Akelei etwas giftverdächtig ist, so nehme man nie zu viel von dem Kraut.

2. Echter Alant (Inula Helenium).

Dieses Kraut mit etwa 60 Zentimeter hohem Stengel und gelben Blüten, die sich im Juli und August zeigen, wird angebaut und kommt bei uns verwildert nicht vor. Die Alantwurzel wirkt besonders auf die Schleimhäute und Schleimdrüsen. Daher ist die Wurzel besonders heilkräftig bei Entzündung und Verschleimung der Luftröhre und der Lunge. Sie erleichtert den Hustenreiz und befördert den Auswurf. Auch bei hartnäckigen Stockungen der Unterleibsorgane und bei Hämorrhoiden ist sie wirksam. Die Wurzel, in Wein gesotten, erwärmt die kalten Glieder. Tagesgabe bei einer Abkochung 3 Gramm der feingeschnittenen Wurzel auf eine große Tasse. Davon morgens, mittags und abends den dritten Teil trinken. Die Wurzel des Alants soll sehr wirksam sein bei Tuberkulose jeder Art.

3. Andorn (Marrubium album).

Der Andorn, der überall auf Schutthaufen und an Wegen steht, wird bis über einen halben Meter hoch, blüht weiß vom Juni bis August. In seiner Wirkungsweise verhält er sich ähnlich wie der Alant. Er hat auch in der Behandlung der Lungenschwindsucht seinen Platz bekommen. Zum Tee nimmt man 20 Gramm der getrockneten Blätter auf 200 Gramm Wasser, esslöffelweise oder in drei Teilen tagsüber.

4. Ampfer (Rümex).

Die verschiedenen Ampferarten, vor allem der Sauerampfer, dient in Abkochungen des Krautes und des Samens innerlich gegen Durchfälle, äußerlich gegen Hautleiden, gegen die auch der frische Wurzelsaft verwandt wird.

5. Angelika (Archangelica officinalis).

Die Angelika, auch Erzengelwurzel, Engelwurz, Brustwurz genannt, steht auf feuchten Wiesen und in Wäldern wohl einem Meter hoch und zeigt ihre weißlichen oder rötlichen Blüten im Juli und August. Am heilkräftigsten ist die im

Frühjahr, ehe die Stengel treiben, gesammelte Wurzel. Die Abkochung der Wurzel, oder diese pulverisiert eingenommen, ist gut bei allen innerlichen Krankheiten, bei erschöpfenden, nervösen Zuständen, bei Lungen- und Rippfellentzündungen. Tagesgabe: 20 Gramm der Abkochung.

6. Anis (Pimpinella Anisum).

Das Anisöl, das man in der Apotheke und Drogerie fertig kaufen kann, wirkt besonders auf die Schleimhäute, sowohl des Magens wie auch der Lunge. Es leistet daher gute Dienste bei Magen- und Lungenverschleimung Am besten nimmt man die Samen, die man mit anderen Teesorten mischt und kocht.

7. Apfelbaum (Pirus malus).

Nichts reinigt den Körper so sehr von verhockten, schlechten Stoffen und Gasen als eine Obstkur im Herbst. Einige Wochen hindurch, jeden Tag zwei Pfund reife Äpfel roh genossen, treibt die ganze Harnsäure aus. Ich litt 1919 an einem furchtbar schmerzhaften Rheumatismus. Ich konnte ihm nicht beikommen. Auch einer meiner Freunde, der Arzt war, konnte nicht helfen. Ich sagte ihm dann, ich würde eine Obstkur machen. Er lachte mich aus. Ich aber kaufte mir einen Zentner Äpfel. Als ich einen halben verzehrt hatte, täglich 2 Pfund, war mein Rheumatismus weg. Ich habe dieses einfache, billige und gesunde Mittel schon oft empfohlen, immer mit Erfolg. Eine Kur dauert 14 Tage bis 6 Wochen.
Äpfel und anderes Obst genießt man am besten morgens und mittags. Nachmittags und abends wirkt es nicht so gut. Das hängt mit der Säure- und Salzzeit im Körper zusammen, die alle 12 Stunden wechselt, von 2 Uhr mittags bis 2 Uhr nachts, von da bis 2 Uhr mittags.
Lasst die Kinder viel Äpfel und Obst essen! Es ist besser als Bonbons und Schokolade und andere Schleckereien. Das ist alles Gift für einen Kindermagen.

8. Arnika (Arnica montana).

Arnika oder Bergwohlverleih gehört noch immer zu den bekanntesten äußeren Wundmitteln. Die Arnikatinktur kauft man am besten fertig in der Apotheke und Drogerie. Man verwende sie nie unverdünnt, da sie sonst „beißt". Die Arnika wirkt auf die Gefäßnerven und Blutgefäße.
Innerlich gibt man höchstens ein bis 2 Tropfen der Tinktur in ein Glas Wasser, dreimal täglich einen Esslöffel voll bei versteckten und offenen inneren Blutungen nach Verwundungen und Schlaganfall. Prof. Dr. Schulz in Greifswald hält die Arnika für giftig. Andere meinen, sie sei ungiftig. Wenn sie giftig wirke, so sei in der Blüte die Made einer Fliege gewesen, die auf der Blüte ihre Eier ablege.

9. Augentrost (Euphrasia officinalis).

Er steht an lichten Waldstellen, auf Äckern und Wiesen und blüht Juli und August weiß mit gelbem Fleck und violetten Linien. Pfarrer Kneipp empfiehlt den Augentrost äußerlich bei Auglenleiden, indem man mit dem Absud tägliche Augenwaschungen vornimmt. Innerlich wird bei Augenleiden der Tee mäßig getrunken. Auch das Leinkraut (Linaria officinalis) und die Kornblume (Centaurea cyanus) dienen zur äußeren Anwendung bei Augenentzündungen und -Katarrhen. Bei Augenschmerzen kommen Weinrankenblätter (Ruta graveolens) zur Anwendung. Auch Bäder der Augen mit Kamillentee tun gut. Am besten wirkt Lilienöl.

10. Baldrian (Valeriana officinalis).

Der Baldrian war anscheinend bei unseren Vorfahren dem Lichtgotte Baldur heilig. Er wirkt nervenstärkend auf das Gehirn und Rückenmark. Er ist gut bei nervösen Schwächezuständen, wie Schlaflosigkeit, nervöser Kolik, Magenkrampf, gewissen Formen der Epilepsie (Fallsucht), Veitstanz. Tagesgabe 3 bis 10 Gramm der Wurzel abgekocht; die Abkochung tagsüber schluckweise trinken.

11. Bärenlauch (Aliium ursinum).

Der Bärenlauch ist eine Knoblauchart. Pfarrer Künzle hat ihn besonders in sein Herz geschlossen. Er schreibt: „Man zerschneidet den Bärenlauch wie Schnittlauch (er schmeckt auch wie starker Schnittlauch) und wirft ihn massenhaft in die Suppe; viele essen und bereiten ihn genau wie Salat. Er reinigt den ganzen Leib, treibt kranke, verhockte Säfte aus, macht gesundes Blut und vertreibt und tötet giftige Stoffe. Ewig kränkelnde Leute, Leute mit Flechten und Rissen, Mehlgesichter und Rheumatische sollten den Bärenlauch verehren wie Gold, ebenso Schnittlauch, Knoblauch und Zwiebel. Die Juden verdanken sicher die Zähigkeit und Ausdauer ihrer Rasse zum Teil der 4000-jährigen Gewohnheit des Knoblauchessens. Auch der bekannte und berühmte Allermannsharnisch ist eine Lauchsorte und hat dieselbe Kraft."

12. Bärentraube (Arctostaphylos uva ursi).

Die Abkochung der Bärentraubenblätter: Tagesgabe 10 bis 50 Gramm, ist ein spezifisches Blasenmittel. Die Pflanze heilt Blasenkatarrh und Schleimflüsse. Bei Harnsteinen und Harngrieß lindert sie die Schmerzen.

13. Bärlapp (Lycopodium Clavatum).

Der Bärlapp ist auch ein Blasenmittel. Er heilt krampfhafte Urinverhaltung bei Groß und Klein und dick-gelbe Schleimabsonderungen der Blase. Tagesgabe: 3

bis 5 Gramm der Abkochung.

14. Beifuß oder Wermut (Artemisia vulgaris).

Das ist eine uralte Heil- und Zauberpflanze. Ehemals band man sie an die Füße (daher der Name), da sie die Müdigkeit aus den Beinen ziehen sollte. Ein alter Heidendoktor schrieb schon vor 200 Jahren: „Wermut ist eine fürnehme Arznei für böse, gallsüchtige Weiber, die ihren Leib beständig mit überlaufener Galle tränken und dadurch in mancherlei Krankheit bringen."

Auch bei schwachen Magen, schlechter Verdauung, Mangel an Appetit, Bleichsucht und Gelbsucht und bei Wurmleiden tut der Wermut gute Dienste. In Wein gesotten und recht warm getrunken, stillt er Bauchgrimmen und Kolik.

Wermut, in Wasser tüchtig gesotten und damit die Augen warm und oft gewaschen, heilt Augenentzündung. Er ist auch ein gutes Lungenmittel. Ferner ist er ein direktes Heilmittel gegen die Form der Epilepsie, die in einer Reizung des Rückenmarks ihren Grund hat, ebenso bei der entsprechenden Form des Veitstanzes. Gegen andere Formen der Fallsucht hilft der Beifuß nicht, verschlimmert sie wohl gar. Aber bei den Krämpfen der Kinder, besonders kleiner Mädchen ist er wieder sehr heilsam.

Der Beifuß wird mit Wasser angebrüht oder in Wein gesotten. Davon kann man im Tage nur 6 bis 8 Teelöffel voll nehmen. Denn der Beifuß ist sehr kräftig. Kinder bekommen immer nur die Hälfte. Besonders empfohlen sei auch der Wermut-Saft.

15. Beinwurz, Schwarzwurz (Symphytum officinale).

Auch eine alte Heilpflanze, und wie schon der Name sagt, ein gutes Knochenmittel. Man wusste schon im Mittelalter, dass Knochenbrüche schneller heilen, wenn die Beinwurz innerlich genommen und äußerlich in Form von Beinumschlägen auf die Bruchstellen aufgelegt wird. Auch bei Bluthusten, Blutspeien und Lungenleiden ist die Abkochung heilsam. Tagesgabe: 5 Gramm der Wurzel abgekocht. Die Abkochung trinken. Die Schwarzwurzel kann man vielerorts beim Gärtner kaufen.

16. Benediktenkraut, auch Nelkenwurz genannt (Geum urbanum).

Nach der Legende soll der heil. Benedikt dieses Kraut gesegnet haben, daher seine Heilkraft rühre. Ein weingeistiger Auszug soll sich bei chronischem Magenkatarrh alter Leute, chronischem Bronchialkatarrh (Asthma) und Katarrh des Dickdarms heilsam erweisen.

Dr. Bohn, ein vorsichtiger Kräuterarzt, sagt, dass die Pflanze ein Heilmittel in leichten Fiebererkrankungen sei, besonders bei Typhus. Auch bei Skrofulose, Rachitis ist sie sehr brauchbar. Tagesgabe 20 Gramm in der Abkochung.

Ein großer Lobredner des Benediktenkrautes ist Pfarrer Künzle: „Dem St. Benediktuskraut hat der Schöpfer die Kraft gegeben, alles aus Auge, Nase,

Zähnen, Gehirn und vom Herzen zu vertreiben, was nicht hingehört; es heilt Augenweh, Kopfweh, Zahnweh, Nasenkatarrh, auch Durchfall, stärkt das Herz wundersam und macht frohmütig. Das St. Benediktuskraut gehört zu den ziehenden Pflanzen, wahrscheinlich wegen des darin enthaltenen Radiums. Wenn das Vieh auf den Alpen rote entzündete Augen hat infolge kalten Windes, nehmen die Sennen ein Bündel Wurzeln dieses Krautes, binden´s dem Vieh um den Hals; in ein bis 2 Tagen ist die Entzündung weg. Ich habe erfahren, dass man auch Zahnweh, Kopfweh in gleicher Weise rasch entfernen kann."

17. Birke (Betula alba).

Die Birke ist gut für viele Dinge. Der Tee von den Birkenblättern kehrt den Körper aus, genau wie die Birkenreiser die Stube. Bei allen Harnsäureleiden, wie Gicht, Rheumatismus, Ischias, schmerzhaften Gelenkanschwellungen, vielen Nierenleiden und der daraus entstehenden Wassersucht, bei Steinkoliken und Nierenschmerzen ist der Birkenblätter- tee ganz vorzüglich. Nimm nur die frischen Blätter, lass sie in Wasser 15 Minuten strodeln (bei 80 Grad kochen) und du bekommst einen Wundertrank, der so gut wie nichts kostet. Trinke 2 bis 3 Tassen täglich schluckweise. Für die gleichen Leiden kommt auch der Schoenenberger´sche Birkensaft infrage.

18. Brennnessel (Urtica dioica).

Die Brennnessel, die große und die kleine, gehören zu den Menschen- begleitern, das heißt, wo sich ein Mensch ansiedelt, stellt sich auch die Brennnessel ein. Das trockene Kraut wird mit Vorteil bei Lungenschwindsucht als Tee getrunken. Es reinigt Lunge, Magen und Darm und stillt innere Blutungen, Blutspeien, Lungen-, Nieren- und Blasenblutungen, Blut harnen.

Im Frühling sammelt man die ganze Pflanze, zerschneidet sie fein, bringt sie in eine Flasche und gießt dreimal so viel Spiritus auf, als die zerschnittene Brennnessel wiegt, verkorkt die Flasche, und stellt sie 14 (28) Tage an einen warmen Ort. Dann filtriert man den Auszug und bewahrt ihn in verschlossener Flasche auf.

Die Brennnessel-Tinktur leistet gute Dienste bei Verbrennungen, wenn man einen Esslöffel Wasser mit einem Teelöffel der Tinktur mischt, ein Läppchen darin taucht und auf die Brandwunden legt; bringt schnell Linderung.

Ein Aufguss des Krautes und der Blüte ist sehr wirksam gegen Achseldrüsenentzündung, Lippen- und Mundgeschwüre, Fieber, Wechsel- fieber und Nesselausschlag. Die Brennnessel ist auch ein ausgezeichnetes Mittel gegen Viehkrankheiten. Erfreulicherweise bürgert sich auch die Verwendung von Brennnessel-Saft heute immer mehr bei den verschiedensten Leiden ein.

Pfarrer Kneipp lobt die Brennnessel als Haarerhaltungsmittel. Sein Rezept: 200 Gramm feingeschnittene Brennnesseln werden mit einem Liter Wasser und ½ Liter Essig eine halbe Stunde gesotten und dann der Absud abgegossen. Damit wird der Kopf täglich vor dem Schlafengehen gewaschen. Einmal wöchentlich reibt man die Haut mit etwas Speiseöl ein.

19. Brombeere (Rubus fructicosus).

Der Tee von den Brombeerblättern ist ein vorzügliches rasch wirkendes Mittel bei Blinddarmentzündung. Täglich 3 bis 5 Tassen. Schmerzen schwinden schon in 24 bis 28 Stunden. Zuckerkrankheit wird nach Pfarrer Künzle in etwa 3 bis 4 Wochen geheilt mittels Tee von einem Teil Brombeerblättern, ein Teil Heidelbeerblättern (Bickbeerblättern) und 4 Teilen Goldfingerkraut (Potentilla aurea). Dieses letztere ist eine Alpenpflanze. Täglich 4 bis 6 Tassen.

20. Bohne (Phaseolus vulgaris).

Eine herrliche Nähr- und Heilpflanze. Die Veitsbohne hat die Form einer Niere. Es ist, als habe der Schöpfer damit darauf hinweisen wollen, wo ihr Wirkungsfeld liege. Sie ist ein spezifisches Nierenmittel. In den Hülsen und Schalen befindet sich viel Kieselsäure. Diese ist im menschlichen Körper ein Feind der bösen Harnsäure, die den schönen Rheumatismus, die Gicht, Ischias, Hexenschuss und so viele andere Krankheiten verursacht. Der Genuss des Bohnenschalentees ist darum, ganz vorzüglich bei Nieren- leiden, in denen die oben nannten Krankheiten ihre Ursache haben.

Da die Kieselsäure die Zusammensetzung der Lymphe beeinflusst und sie reinigt, so ist dieser Tee auch sehr gut gegen alle möglichen Hautleiden, besonders wenn sie eiteriger Natur sind. Mit einer Teemischung aus Bohnenschalen, Ackerschachtelhalm (Zinnkraut, Katzenroggen) und wilden Stiefmütterchen, täglich 2 Tassen, habe ich glänzende Erfolge gehabt. Geschwüre, Pickeln, Finnen, Juckflechten verschwinden schnell. Den gleichen Dienst tut der Bohnen-Saft.

21. Bruchkraut (Herniaria glabra).

Das Bruchkraut blüht vom Juli bis zum Oktober auf sandigen Brachfeldern. Es bewährt sich bei Urinverhaltung, Blasenkatarrhen. In der Volksheil- kunde hat es sich auch bei Schwindsucht heilkräftig erwiesen. Das Bruchkraut ist ein Spezifikum gegen Blasenleiden, die auf Erkältung beruhen. Tagesgabe 20 Gramm in der Abkochung.

22. Dill (Anethum graveolens).

Die Abkochung der Samen wirkt absondernd auf die Milchdrüsen; ist darum gut für stillende Mütter. Noch besser ist der Geißklee (Galega officinalis). Säuglinge von Müttern die Geißklee trinken, gedeihen vorzüglich. Er ist auch in den Apotheken zu haben. Die Mütter sollen diesen Tee während der Stillzeit sehr fleißig trinken.

23. Eiche (Quercus robur).

Der deutsche Eichbaum besitzt wundersame Heilkräfte. Wurzel, Rinde, Blätter, Früchte alles ist heilkräftig.
Zunächst die Abkochungen der Rinde, Kochzeit ½ Stunde. Bäder davon sind ganz vorzüglich bei allgemeiner Körper- und Nervenschwäche. Der Eichenrinde-Tee soll sogar bei Magenkrebs wirksam sein, ferner bei Magen- und Darmgeschwüren, Mastdarmfisteln und Hämorrhoidalknoten.
Eichelwasser, d. h. der Aufguss der gerösteten Eicheln, ist gut bei Leberleiden. Gegen Bettnässen gebe man dem Kranken jeden Abend vor dem Schlafengehen Eichenlaubwasser. Die Eiche steht auch in Beziehungen zur Milz. Darum ist Eichelkaffee, -Tee und -Wasser gut bei Milzkrankheiten.
Gegen alle unheilbaren inneren und äußeren Leiden, zur Stärkung der Nerven und Verlängerung des Lebens benutze man die Eiche, dieses Sinnbild der Kraft und Stärke und der Ausdauer und Zähigkeit.
Eichelkaffee ist ausgezeichnet bei Skrofulöse, Drüsenanschwellungen.
Zu einer Abkochung zum innerlichen Gebrauch kocht man 50 Gramm Eichenrinde in 1 ½ Liter Wasser auf die Hälfte ein. Davon trinkt man täglich drei- bis fünfmal je ein Löffel voll.
Gegen Blutspeien, Magen- und Darmblutungen nimmt man 30 Gramm Rinde und 200 Gramm Wasser, kocht 30 Minuten, seiht ab und versüßt.
Vortrefflich sind Eichenrindenbäder: Ein Pfund Rinde, mit 2 Liter Wasser eine Stunde gekocht, wird dem Badewasser zugesetzt. Sie sind überhaupt gut bei Hautleiden, dann bei Mastdarmvorfall und Mastdarmfisteln.
Die gewaltigen Heilkräfte der Eiche sind noch lange nicht genügend erforscht.

24. Eberesche (Sorbus aucuparia).

Die Eberesche oder der Vogelbeerbaum trägt rote Früchte, die sog. Drosselbeeren. Diese in getrocknetem Zustande sind sehr gut für alle Leiden der Harnorgane und für Magen- und Darmschwäche, die Durchfall herbeiführt.

25. Efeu (Hedera helix).

Pfarrer Künzle verschreibt den Efeu gegen Keuchhusten. Ein paar Handvoll Efeublätter mit den Wurzeln werden gewaschen und eine Stunde mit Wein gekocht. Davon wird alle Stunde dem Kinde ein Esslöffel mit Zucker gegeben. Auch tut der Efeu noch manche gute Dienste. Kleider mit Efeu gekocht und gewaschen, erhalten wieder frischen Glanz. Die Efeubeeren sind giftig. Vorsicht!

26. Eisenkraut (Verbena officinalis).

Das Eisenkraut ist ein ausgezeichnetes Mittel zur Beförderung der Schweißabsonderung und der Urinausscheidung. Daher gut bei allen Harnleiden.
50 Gramm getrocknete Eisenkrautblätter und -Blüten werden mit 150 Gramm

Weingeist übergossen, 14 Tage an die Sonne gestellt, filtriert und die Tinktur gut verschlossen aufbewahrt. Gabe: Täglich zwei- bis dreimal 5 bis 8 Tropfen.
Das Eisenkraut ist eine uralte Heil- und Zauberpflanze, die schon den alten Ägyptern als solche bekannt war. Es soll auch bei Hautkrankheiten gute Dienste leisten.

27. Erdbeere (Fragaria vesca).

Auch die Erdbeere ist nicht allein eine Küchen-, sondern auch eine Heilpflanze. Sie beeinflusst in hervorragender Weise das sogenannte Pfortadersystem, die Leber, Galle, Milz, Niere, und ist daher gegen die Leiden dieser Organe anzuwenden. Aber nicht allein die Frucht, sondern besonders der Tee von den Blättern. 10 Gramm Blätter auf ½ Liter Wasser. Täglich 2 Tassen.
Bei Nierengrieß und Steinleiden ist eine Erdbeerkur sehr anzuraten. Manche Leute bekommen nach dem Genuss von Erdbeeren Nesselausschlag.

28. Erdrauch (Fumaria officinalis).

Der auf Äckern wachsende gemeine Erdrauch blüht rot mit schwarzpunktierter Spitze. Die Landleute werfen ihn weg als ein Unkraut. Aber er ist sehr heilkräftig. Er wirkt gegen Krebs und Lepra, Skrofulose und Hautkrankheiten.
20 Gramm des ganzen Krautes werden mit 200 Gramm kochenden Wassers übergossen und 15 Minuten ziehen lassen. Das Quantum täglich schluckweise.

29. Esche (Fraxinus excelsior).

Die Rinde und Blätter der Hochesche werden im Teeabsud bei chronischem Rheumatismus und bei Podagra getrunken.

30. Farnkraut (Aspidium filix mas).

Das Farnkraut ist eine geheimnisvolle Wunderpflanze. Pfarrer Künzle schreibt: „Welches ist das beste Bett für Leute, die an Krämpfen, Glieder- weh, Rheumatismus, rheumatischen Zahnschmerzen, rheumatischem Kopfweh leiden? Ein Sack, gefüllt mit gedörrtem Farnkraut. Der Farn zieht alle diese Dinge an und gibt den Leidenden vollste Ruhe. Zudem fliehen Flöhe und Wanzen ein solches Bett meilenweit."
Dann ist das Farnkraut ein brillantes Wurmmittel. Alle Würmer, selbst der Bandwurm, marschieren rückwärts ab, wenn man ihm mit Farnkrauttee oder Farnkrauttinktur auf den Leib rückt. Ein Darm, in dem sich Würmer aufhalten, ist ein böser Krankheitsherd.
Gebraucht wird die Wurzel, die eine fast wundersame Heilwirkung besitzt. Man muss aber im Einnehmen vorsichtig sein, da sie leicht Nervenzuckungen und giftartige Wirkungen hervorruft. Dosis in wässerigem oder wenigem Aufguss ist 8 bis 20 Gramm der Wurzel, in Pulverform oder Latwerge 8 bis 15 Gramm.

Fußbäder aus der Abkochung der Farnkrautwurzel heilen, 8 bis 14 Tage genommen, die schwersten rheumatischen und gichtischen Leiden. Rheumatismus, Gicht, Ischias, Hexenschuss kann man oft in wenigen Tagen loswerden, wenn man ganz frische, ungewaschene Farnkrautwurzeln klein schneidet, in ein Tuch legt und dieses um oder auf die schmerzenden Stellen bindet. Oft ist schon in einem halben Tag aller Schmerz weg. Auch die grünen Blätter, umgewickelt und aufgelegt, leisten oft die gleichen Dienste.
Im Winter gebraucht man statt der Wurzeln und Blätter die Farnkrauttinktur, die nur von Eukalyptusöl in der Wirkung erreicht wird.
Schwerhörigkeit wird behoben und gemildert, wenn man Farnkrautsamen, der sich unter den Blättern als ganze Reihen schwarzer Punkte befindet, in ganz kleinen Säcklein ins Ohr stopft. Die Wirkungsweise des Farnkrauts ist noch lange nicht genügend erforscht.

31. Fenchel (Foendulum officinale).

Der Tee von dem Samen des Fenchels oder die Abkochung davon mit Milch treiben die Gase aus dem Körper. Er kommt mit Zucker oder Honig versüßt besonders bei kleinen Kindern zur Anwendung. Alle Stunde ein Teelöffelchen voll. Werden mit dem Tee die Augen gewaschen, so werden sie gestärkt. Auch bei Brustleiden tut der Tee gute Dienste.

32. Fetthenne (Sedum acer), Mauerpfeffer.

Das abgekochte Wasser der Fetthenne ist ganz vorzüglich für verletzte Gedärme. Das frisch zerstoßene Kraut heilt aufgelegt böse Brustwarzen.
Die knollige Fetthenne (Sedum Telephium) hat ebenfalls eine wunderbare Heilkraft. Schon der berühmte Arzt Paracelsus wandte diese Pflanze vielfach und mit gutem Erfolge an gegen Blutschärfe und deren Folgekrankheiten wie Flechten, Hautausschläge, Krätze. Ferner bei Frostbeulen, Quetschungen aller Art, Schnittwunden, Gliederwasser- sucht, Gelenkdrüsenentzündung, Taubheit, stinkenden Nasen- geschwüren, Wassersucht, Wasserbauch, Blutunterlaufung, Rheuma, Lendengicht, Neuralgie, Podagra, Bräune, Blindheit, schwarzer und grüner Star, Umschlagen des Augenlides, Augenentzündung, Rückgratwassersucht und Krebs. Gegen Wassersucht als Folge von Herz- oder Nierenkrankheiten, Entzündungen dürfte es wohl kaum ein wirksameres Mittel geben.
Zwei Hände voll des Krautes werden in einem Liter Wasser gekocht, und dieser Absud wird über Tag schluckweise zur Hälfte getrunken.

33. Fichte (Pinus abies).

Sehr beliebt sind die Abkochungen der jungen Sprossen als Zusatz zu Bädern gegen Gicht, Rheumatismus. Auch bei Hautkrankheiten habe ich mit der Abkochung ganz gute Erfolge gesehen.

34. Fingerkraut (Tormentilla officinälis), Blutwurz.

Das Fingerkraut heißt nicht umsonst Blutwurz. Die Abkochung der Wurzel ist sehr heilsam bei allen inneren Blutungen und Blutflüssen, Magen-, Darmgeschwüren, Bluterbrechen, Bluthusten. 10 Gramm auf einem Liter Wasser; anfangs alle Viertelstunde ein Löffel voll; später alle Stunden. Pfarrer Kneipp meint, der Blutfluss könne durch kein Mittel besser geheilt werden.
Bei Zungengeschwüren, Mandelentzündungen sind Mundspülungen und Gurgelungen mit Tormentillwasser sehr gut.
Zum Einreihen von Hautschrunden, Hautrissen eignet sich vorzüglich Tormentillsalbe.

35. Frauendistel (Carduus marinus).

Auch Mariendistel genannt, ist in ihrem Samen sehr heilkräftig. Und zwar ist die Frauendistel wohl das wirksamste und sicherste Mittel bei der urerkrankten Leber und Milz.
Auch die „tobenden Gallensteine“ (Gallensteinkoliken) werden mit Frauendistelsamen ganz vorzüglich zur Beschwichtigung und Beruhigung gebracht. Desgleichen heilen sie die Wassersucht, die von einem Leber- oder Milzleiden herrührt.
Als Tagesgabe nimmt man 10 bis 20 Gramm des Samens, zerstößt ihn, und ohne ihn zu sieben kocht man ihn mit 300 bis 500 Gramm Wasser (zirka ½ Liter) zur Hälfte ein und gibt davon dem Kranken stündlich einen Löffel voll.

36. Frauenmantel (Alchemilla vulgaris).

Die große Heilkraft dieses Krautes, das an Wegen, Straßen, Flussufern zu finden ist, war schon den Alten bekannt. Sie gaben ihm sogar den Namen „Alchemilla“, d. h. Zauberkraut.
Pfarrer Künzle singt dieser Pflanze ein hohes Loblied. Manche Bruchoperation bei Kindern und jungen Leuten konnte durch Anwendung des Frauenmantels vermieden werden. (Schon Albertus Magnus schreibt diesbezüglich: „Das pulverisierte Kraut von Frauenmantel heilt Unterleibsbrüche der Kinder, wenn man es ihnen in destilliertem Wasser flüssig eingibt.“)
Zwei Drittel der Frauenoperationen würden bei frühzeitiger und längerer Anwendung dieses Heilkrautes überflüssig. Es heilt alle Unterleibsentzündungen, Geschwüre, Blutflüsse, Durchfälle, Fieber, Brand und Eiterung. Es kann allen Frauen nicht warm genug empfohlen werden.
Der Frauenmantel ist auch ein ganz ausgezeichnetes Fiebermittel. Eine heraufziehende Rippenfellentzündung habe ich einmal in fünf Tagen behoben. In Fieberanfällen muss man aber viel trinken, 2 bis 3 Liter pro Tag.
Kinder, die schwache Muskeln haben trotz guter Kost, müssen Frauenmanteltee trinken.
Der alpine Frauenmantel ist noch heilkräftiger als der gewöhnliche, wie überhaupt

den Gebirgskräutern eine größere Heilkraft innewohnt als denen, die in der Ebene wachsen.

37. Gnadenkraut (Gratiola officinalis).

Die Wurzel dieses in Deutschland ziemlich seltenen Krautes ist stark giftig. Darum darf nur eine Abkochung der Blätter und Stengel verwandt werden, und zwar genügen 4 Gramm auf einem Liter Wasser; davon alle 3 Stunden ein Esslöffel.
Man gebraucht es gegen Nervenleiden, wie Trübsinn, Niedergeschlagen- heit, Geistesverwirrung, Nervenverstimmung, Geistesstörungen, Epilepsie; ferner gegen schmerzhafte Stuhlverstopfung, Hämorrhoiden, Magen- und Unterleibskrankheiten, Wassersucht, besonders Bauchwassersucht.
Im übrigen wirkt das Gnadenkraut besonders auf das Lymph-System, indem es die Tätigkeit und die Bildung der so rätselhaften Lymphkörperchen beeinflusst, und dann auf den Pfortaderkreislauf. Es befördert die Ausscheidung der Drüsen und ist daher ein Mittel gegen eine ganze Reihe chronischer Ausschläge. Es ist gut gegen ein ganzes Heer von Krankheiten und seinen Namen führt es wahrlich nicht umsonst.

38. Goldrute (Solidago virgaurea).

Die Goldrute entwickelt goldene Heilkräfte bei Nierenleiden. Jene Nierenkrankheit, die mit Fieber auftritt, dunklen und trüben Urin zeigt, und zur Nierenschrumpfung führt, wird durch die Goldrute geheilt. Sie ist überhaupt ein Feind der Harnsäure, die so viele innere Krankheiten verursacht. Tagesgabe 15 bis 20 Gramm im Aufguss, 2 bis 3 Tassen täglich.

39. Habichtskraut (Hieracium pilosella).

Die 25 deutschen Arten des Habichtskrautes sind alle heilkräftig. Die Abkochung des Krautes, äußerlich zu Umschlägen, Bädern, Waschungen gebraucht, leistet treffliche Dienste bei allen Augenentzündungen.
Das Kraut mit Lavendelblätter vermischt und in die Betten gesteckt, vertreibt Flöhe und Wanzen.
Leute, die ewig kränkeln oder durch starken Blutverlust geschwächt sind, erholen sich schnell, wenn man ihnen oft in einem dünnen Ei Pulver des Krautes eingibt.
Pfarrer Künzle nennt es eine „herrliche Pflanze“. Ein alter Fachmann sagte mir, das Kraut gäbe im Absud getrunken einen wunderbar klaren Kopf.

40. Hafer (Avena sativa).

Den Hafer nenne ich hier aus guten Gründen. Denn die Hafergrütze ist ein Lebenselixier ohnegleichen. Schon mancher hat einen durch Unmäßigkeit, hastiges Essen und falsche Nahrung verdorbenen Magen durch den täglichen

Genuss der Hafergrütze wieder zurecht gegessen. Ich meine aber, die Hafergrütze, wie sie aus der Mühle kommt, nicht alle die teuren Haferpräparate, die nichts oder sehr wenig taugen, aber einen Batzen Geld kosten. Die richtige Hafergrütze, die den Vorzug großer Billigkeit hat, enthält das sogenannte Vitamin B. Wenn das in der täglichen Nahrung fehlt, stellen sich allerhand Nervenkrankheiten ein.
Kinder, die, ohne einen Teller Hafergrütze genossen zu haben, in die Schule geschickt werden, können nichts Gescheites leisten und werden in ihrem Leben gesundheitlich nie kräftig und stark.
Man setzt die Hafergrütze in kaltem Wasser aufs Feuer. Ist sie gar gekocht, zieht man sie vom Feuer, gibt angekochte Milch unter und lässt noch 10 Minuten ziehen. Dann kann sie gegessen werden mit Zucker, Honig, Korinthen, Rosinen usw.

41. Hauhechel (Ononis spinosa).

Die dornige Hauhechel ist ein Mittel zur Beförderung der Harnausscheidung. Die Abkochung der Wurzel wird getrunken bei Gicht, Rheumatismus, Podagra, bei rheumatischen, schmerzhaften, fieberlosen Anschwellungen der Gelenke mit Neigung zur örtlichen und allgemeinen Wassersucht. Tagesgabe: 10 Gramm der Wurzel in Abkochung.

42. Hauswurz (Sempervivum tectorum).

Der Hauswurz ist auch eine uralte Heil- und Zauberpflanze. Karl der Große ordnete an, dass jedes Dach mit Hauswurz zu bepflanzen sei, um den Blitz abzulenken. Sie wirkt in allen Formen kühlend und ist daher bei innerlichen und äußerlichen Entzündungen zu gebrauchen. In diesem Sinne gebrauchten schon alte Geheimärzte die Pflanze, so bei Fieber, Gallenfieber, Wechselfieber, bei brandigen Wunden und bösartigen Geschwüren.

43. Heidelbeere (Vaccinium myrtillus).

Der Tee aus den Blättern wird angewendet bei Erbrechen, Magenkrampf, Schwäche der Harnorgane und Husten, auch bei Zuckerkrankheit.
Die trockenen Beeren dienen bei Durchfall und Ruhr, Darmblutungen zur Stopfung, indem man von Zeit zu Zeit einige Beeren kaut. Die frischen Beeren wirken abführend.

44. Heublumen.

Diese sind in ihrer arzneilichen Anwendung eine Spezialität von Pfarrer Kneipp, der ihnen sehr gewogen war. Pfarrer Kneipp verordnete die Abkochung besonders zu Bädern. Ein Korb voll Heublumen, d. h. das Kurze vom Heu, das auf dem Boden liegen bleibt, wird eine Stunde gekocht und dann die Abkochung nach dem Durchseihen dem Badewasser zugeschüttet. Die Wirkung eines solchen Bades ist so stark, dass nervöse Kranke sie gar nicht vertragen. Sie ziehen mächtig aus. Schon ein einfaches Fußbad wirkt auf den ganzen Körper, und zwar stärkend und belebend. Bei Kindern entfalten Heublumenbäder eine sichere Wirkung bei Lungen- und Magenkatarrh. Dr. med. Franz Kleinschrodt, Kurarzt in Wörishofen, heilt beginnende Tuberkulose durch Heublumenbäder.

45. Hirtentäschel (Capsella bursa pastoris).

Den Landleuten ist das Hirtentäschel ein lästiges Unkraut. Sie haben keine Ahnung davon, dass dieses Unkraut ganz gewaltige Heilkräfte in sich birgt, die den alten Geheimärzten gar nicht unbekannt waren; denn sie schätzten es sehr hoch.

Das Hirtentäschel beeinflusst ganz besonders das Pfortadersystem. Zu ihm gehören Leber, Galle, Milz und Niere. Daher ist das Kraut anzuwenden bei allen Leiden dieser Organe.

Daneben ist die fiebertreibende Kraft dieses Krautes unvergleichlich. Es ist ein Fiebermittel par excellance, wie man deutsch so schön sagt. Hartnäckige Wechselfieber mit Milzanschwellung, Leberanschwellung, Magenbeschwerden wurden schon oft durch dasselbe geheilt.

Das Hirtentäschel wirkt zusammenziehend. Darum kann es auch Durchfall, Ruhr, Blutungen, Blutspeien, Nasenbluten heilen. Bei Nasenbluten zieht man einfach den Absud in die Nase.

Der frisch ausgepresste Saft heilt eiternde Ohren. Die Alten sagten: „Das ganze Kraut kühlet, trocknet und zeucht zusammen.“

46. Hohlzahn (Galeopsis ochroleuca).

Die blühende Pflanze ist ein altbewährtes Mittel bei Lungen- und Darmschwindsucht. Nach Dr. Bonn soll der Hohlzahn in der Zusammensetzung seiner Nährsalze dem menschlichen Blute am nächsten stehen. Er rät, ihn in Fällen von Blutarmut und Weißblütigkeit anzuwenden. Auch gegen Atemnot und Erstickungsanfälle erweist sich der Hohlzahn hilfreich. Tagesgabe: 30 Gramm.

47. Holunder (Sambucus nigra).

Der römische Schriftsteller Plinius schreibt im Jahre 19 nach Christus: „Die in altem Wein abgekochten Blätter, Wurzeln und Blüten des Holders, täglich zweimal eine Tasse voll getrunken, leiten das Wasser aus dem Leibe ab. Dieser Trank wirkt auch bei frischen Verbrennungen kühlend, und mit Polentamehl zu einem Brei verkocht, heilen die Holunderblüten und Blätter die bösen Hundbisse. Die weichsten und mildesten Blätter des Holderkrautes, in Öl und Salz genossen, entfernen den Schleim und die Galle aus dem Magen. Werden mit dem Wasser, in welchem Blätter und Spitzen des Holders erweicht wurden, die Zimmer besprengt, so kommen hiervon Flöhe und Fliegen um.“

Gegen Halsweh, geschwollene Mandeln und Heiserkeit ist der Holundertee von

ausgezeichneter Wirkung. Auch bei Erkältungen ist Holundertee sehr zweckdienlich und stark schweißtreibend. Aber wenn Entzündungszustände im Anzüge sind, darf man ihn nicht trinken.
Die frischen Blätter, in Milch gekocht, bringen augenblicklich Hilfe, wenn man sie auf schmerzhafte Goldaderknoten bringt.
Holundertee macht gesunden Schlaf, nimmt Ohren- und Zahnschmerzen, Seitenstechen, Beklemmungen auf der Brust, Schnupfen und Krämpfe.

48. Huflattich (Tussilago farfara).

Der Huflattich ist uns als Unkraut bekannt. Dr. Bohn hält ihn für ein Heilmittel erster Ordnung bei Skrofulöse, und zwar bei der Form, die mit Schlaflosigkeit verbunden ist und bei der die Haut des Patienten blass aussieht. Drüsenschwellungen an der Luftröhre, Husten, Heiserkeit nach Masern werden durch Huflattich geheilt. Auch er ist seit alten Zeiten als treffliches Lungenmittel bekannt. Am besten wirkt gegen Lungenleiden der frisch ausgepresste Saft des Krautes, und zwar in der Form des Schoenenberger'schen Huflattichsaftes. Man nimmt davon drei- bis viermal je einen Löffel voll in eine Tasse Milch oder Fleischbrühe.
Äußerlich frisch aufgelegt zieht der Huflattich die Hitze aus bei Geschwüren, Entzündungen, Rotlauf, Gesichtsrose.

49. Hundsrose (Rosa canina), Heckenrose.

Der Tee von den Hagebutten, den roten Früchten der Heckenrose, wird bei entzündlichen Darmkrankheiten gerühmt. Die rohen mit dem Samen verspeisten Früchte sind auch ein Bandwurmmittel. Der Tee ist auch ein altbewährtes Mittel bei Stein- und Griesleiden; ferner ist er sehr wirksam gegen Husten und Brustkatarrh.

49 a. Johanniskraut (Hypericum perforatum).

Das Johanniskraut, Hartheu, steht im Juli und August mit seinen dunkelgelben Blüten an den Wegen und sieht der Ernte zu. Es galt schon im grauen Altertume als Heil- und Zauberpflanze. Die heilige Hildegard, Albertus Magnus, Paracelsus und die berühmte Seherin von Prevorst, sie alle sprechen mit Verehrung vom Johanniskraut. Die Seherin von Prevorst nennt es direkt das heilige Johanniskraut und bevorzugte es vor allen Pflanzen, sowohl als Aufguss als auch als Amulett. Sie verordnete davon nur einige Tropfen, meistens in der Siebenzahl und zu ungeraden Stunden gereicht.
Das Johanniskraut ist ein ausgesprochenes Nervenmittel, die „Arnica der Nerven". Es heilt hysterisches Nachtwandeln, krampfhaften Somnambul- ismus, beruhigt die Nerven, macht gesunden Schlaf und ist gut gegen nervöse Kopfschmerzen. Es hilft gegen Blähungen und Bettnässen kleiner Kinder, gegen Gelbsucht und Leberleiden. Es reinigt Lunge, Magen, Nieren von Schleim und

macht den Kopf leicht. Es gehört in der Form des Schoenenberger´schen Johanniskrautsaftes in jeden Haushalt.
Das berühmte Johannisöl ist ein Fieber- und Schmerzmittel ohnegleichen. Es stillt allen inneren und äußeren Brand bei Menschen und Vieh, behebt alle Entzündungen und entzündliche Zustände, Entzündungen der Leber, Niere, Milz, des Magens, des Darms, des Unterleibs, der Augen. Bei Verbrennungen und Verbrühungen stillt es augenblicklich jeden Schmerz. Durch Einreibung vertreibt es die Schmerzen bei Rheuma, Gicht, Hexenschuss. Innerlich heilt es Kolik.
In keinem Hause sollte ein Fläschchen mit Johannisöl fehlen. Man kann es in der Apotheke kaufen und auch selbst herstellen. Ein paar Handvoll Johannisblüten werden zerquetscht in Olivenöl gelegt und 8 Tage an die Sonne gestellt, bis es rot wird. Dann legt man nochmals zerquetschte Blüten hinein. Und so noch zwei- bis dreimal je nach 8 Tagen, bis das Öl ganz dunkelrot wird. Dann passiert man es durch ein Tuch und quetscht das Kraut aus. Das so erhaltene Öl bewahrt man verschlossen auf. Hiervon nimmt man 7 Tropfen auf Zucker innerlich.

50. Hühnerdarm (Stellaria media).

Der kleine Hühnerdarm wirkt auflösend, schleimfördernd und dient gegen Bluthusten, Hamorrhoiden, Verschleimung der Niere und Blase, besonders auch Lungenverschleimung. Der Tee ist eines der vortrefflichsten Lungenmittel. Er wird kräftiger, wenn man ihm während des Kochens ¼ Wein zusetzt. Zweimal täglich eine kleine Tasse. Man kann ihm auch Zinnkraut und Spitzwegerich bzw. deren Säfte beimengen.

50 a. Isländisches Moos (Cetraria islandica).

Die Abkochung der ganzen Pflanze leistet vortreffliche Dienste bei Schwindsucht, Verschleimung der Bronchien, bei Krampfhusten, Heiserkeit. Es wirkt kräftig auf die Schleimhäute der Atmungsorgane und des Darmkanals. Bei Durchfall und Ruhr mischt man es mit einer Messerspitze voll Eichenrindenpulver.
Wenn entzündliche Zustände bestehen, darf die Abkochung vom Isländischen Moos nicht getrunken werden, da es die Entzündung verschlimmert. Gabe: Ein Teil Moos und 27 Teile Wasser, versüßt mit Zucker.

51. Kalmus (Acorus calamus).

Die Kalmuswurzel regt den Stoffwechsel an. Der Tee aus der Wurzel stärkt den Magen, beseitigt Milz- und Leberverstopfung. Kalmus beseitigt Magensäure und Gase. Der Tee ist gut bei Unterleibsleiden, Nieren- und Blasenbeschwerden. Auch bei Schlaganfällen und Lähmungen hat sich Kalmusbrei bewährt. Kalmus vertreibt Schlafsucht und Kopfweh. Dr. Botin, Pfarrrer Kneipp, sodann die alten Ärzte Cullen, Werlhoff, Haller, Hörn sind große Freunde der Kalmuswurzel. Bei allen Knochenleiden, die mit Eiterung und Schmerzen verknüpft sind, lässt man Kalmusabkochung trinken, mit derselben baden und verbinden. Auch bei

krebsigen Blutentmischungen, bei Skrofulöse und Lympherkrankungen behandelt man mit Erfolg, wenn Kalmus zur Anwendung kommt.
Bei Bestehen von Durchfall darf Kalmus nicht gebraucht, vor allem nicht getrunken werden.
Die Tagesgabe beträgt 20-30 Gramm der Wurzel zu Abkochungen.
Der Armenier Eriwanzow kurierte alle Cholerakranken sicher mit Kalmus und Wermutlikör, innerlich in kleinen Gaben, aber oft wiederholt; gegen Durst gab er ihnen Grog und gegen die Krämpfe ließ er Arme und Füße mit Senfbranntwein einreihen.

52. Kamille (Matricaria chamomilla), Mutterkraut.

Wie schon der Name andeutet, ist die Kamille ein ausgesprochenes Frauenmittel. In der Hoffnung, bei der Geburt, im Wochenbett, während des Stillens und bei Krampfen kleiner Kinder, bei Zahnfieber der Kleinen leistet sie gute Dienste.
Da der Kamillenabsud desinfizierende Eigenschaften besitzt, ist nichts so gut zu Unterleibsspülungen wie Kamille.
Kamillentee ist ein gutes Krampfmittel und als solches bei allen möglichen Krampfzuständen bei Erwachsenen und Kindern in Übung.
Bekannt ist auch die Anwendung der Kamillensäckchen, die man äußerlich auflegt zur Linderung von Schmerzen bei Entzündungen und zur Zerlegung von Geschwüren.
Magengeschwüre weichen, wenn man Kamillen in Wein siedet und dies trinkt. Zum Tee werden 4 Gramm auf eine Tasse genommen.

53. Klette (Lappa officinalis).

Eiterungen und Ausschläge, aber auch schlechtheilende Wunden, Beingeschwüre unterstehen ihrer Heilwirkung. Die mit Zucker eingemachte Wurzel ist ein gutes Mittel gegen Stein leiden und die Rote Ruhr.
Bekannt ist auch die angebliche Beförderung des Haarwuches durch das Klettenwurzelöl. Ich persönlich habe allerdings nichts davon verspürt. Mir scheint die haarwuchsfördernde Kraft der Klette etwas reichlich sagenhaft zu sein.
Gabe: 10 bis 20 Gramm der Wurzel in Abkochung, morgens und abends je 3 Löffel voll.

54. Großer Knöterich (Polygonum persica).

Der Tee vom Großen Wegtritt, wie er auch genannt wird, ist das geschätzteste Heilmittel bei Magenentzündung, Magengeschwüren und krebsartigen Geschwüren des Magens. (Alle halbe Stunde ein Esslöffel voll.)

54 a. Knoblauch (Allium sativum).

Seit uralten Zeiten gilt der Knoblauch als ein Schutzmittel gegen ansteckende

Krankheiten. Nicht umsonst galt sie den Alten als Zauberpflanze. Denn Mäuse, Läuse, Erdflöhe, Würmer fliehen vor dem Knoblauch. Knoblauch, kleingeschnitten, mit Butter vermischt, gibt eine vorzügliche Läusesalbe.
Der Knoblauch nährt sehr, regt den Appetit an, stärkt den Magen, schützt vor Blutungen und Krämpfen, vertreibt die Würmer und leistet gute Dienste in Wechselfiebern, Wassersucht und Brustkrankheiten.
Rheumatische Taubheit wird behoben, wenn man etwas Watte in ausgepressten Knoblauchsaft taucht und in die Ohren steckt.
Pfarrer Künzle, ein großer Freund des Knoblauchs, rechnet ihn zu den ziehenden Pflanzen, die gleichsam die Kraft haben, allerlei Krankheits- stoffe aus dem Körper zu ziehen. Wenn irgendwo Schmerz entsteht, ohne sichtbare Geschwulst, wie bei Zahnweh, Ohrenweh, in den Gelenken, so legt man auf die schmerzende Stelle ein Stück Knoblauch oder Zwiebel, roh oder zerquetscht, und sehr oft ist schon nach einigen Stunden der Schmerz entfernt; ich weiß Fälle, wo furchtbar schmerzendes Ohren- oder Halsweh auf diese Weise schnell geheilt wurde.
Um Steine abzutreiben, siede man 3 zerschnittene Knoblauchzehen und ein Gläschen Weißwein und trinke es täglich warm. 6 Knoblauchköpfe, in Wein gesotten und warm getrunken, stillen das Blutharnen. Den gleichen Zwecken dient in noch verstärktem Maße der Schoenenberger´sche Knoblauchsaft, sowie die Knoblauchzwiebeltropfen. Wer den Geruch des Knoblauch nicht schätzt, nehme den Schoenenberger´schen wohlschmeckenden Knoblauchsaft, bei dem die Knoblauchausdünstungen nach dem Gebrauch in Fortfall kommen.

55. Kreuzblume (Polygala amara).

Der lateinische Name weist schon darauf hin, wo der Wirkungskreis der Kreuzblume liegt. Sie befördert ausgezeichnet die Milchabsonderung stillender Frauen. 4 Gramm täglich in Teeabkochung.
Ihre Hauptheilkraft entfaltet die Pflanze aber bei Lungenleiden, Lungenschwindsucht, Lungenkatarrhen. Auch bei Asthma, das durch starken Schleimauswurf erleichtert wird, ist die Kreuzblume angezeigt. Sie kommt auch bei Durchfall, Verdauungsschwäche und zur Stärkung des Magens zur Verwendung.
In China gilt die Kreuzblume als ein erprobtes Mittel gegen den Biss tollwütiger Hunde. Tagesgabe 4 bis 15 Gramm. Der Tee muss zwei Minuten kochen.

56. Kugelblume (Globularia vulgaris).

Sie steht mit ihrem blauen kugeligen Köpfchen im Mai und Juni an sonnigen Stellen zwischen Geröll und Felsen auf Kalkbergen. Wegen ihrer Form wird sie auch Weihwedel genannt. Sie soll ein wahres Wunderkraut sein, das jedwelche Blutung des Magens, des Darmes und der Lungen auf das schnellste zum Stillstand bringt.
Nach Pfarrer Künzle ist sie das beste aller Fiebermittel, das bei Lungenentzündung und Fieberzuständen mit beispiellosem Erfolge arbeitet.

57. Kümmel (Carum carvi).

Die Abkochung der Samen ist ein ausgezeichnetes Magenmittel, besonders nach Erkältungen und den dadurch hervorgerufenen Katarrhen und Koliken. Der Kümmel erwärmt, stillt Leibschmerzen, vertreibt die Blähungen. Er soll auch die Milch vermehren.
Tagesgabe: 2 bis 4 Gramm auf ein Liter Wasser, das man zur Hälfte einkochen lässt.

58. Gelbes Labkraut (Galium verum).

Das Labkraut ist noch heute in England volkstümliches Mittel bei Flechten, Krebs und Epilepsie. Der englische Arzt Dr. Bullag behauptet, dass ein Misserfolg fast ausgeschlossen sei.
Pfarrer Künzle lobt seine eigenartige Wirkung bei Niereneiterung. Er schreibt: „Niere nicht herausschneiden, Galium verum (Gelbes Labkraut) alle Stunde ein Löffel voll, hilft in 8 bis 14 Tagen."
Und was machen die Chirurgen? Schneiden, immer schneiden.

59. Linde (Tilia grandifolia).

Am bekanntesten ist wohl die Wirkung des Lindenblütentees. Er ist gut zum Hervorrufen des Schweißes bei Grippe und Influenza, ferner wirkt er gegen die Verschleimung von Lunge, Luftröhre und Niere. Er hat auch krampfstillende Eigenschaften und leistet gute Dienste bei allen Erkältungskrankheiten.
Man vermischt den Lindenblütentee gern mit Kamillenblüten, Johannis- kraut und Schafgarbe.
Nervenschwache Personen sollen sich möglichst lange und häufig unter blühenden Linden aufhalten. Auf dem Lande und in den Städten sollte man vor den Häusern, in Gärten und an den Straßen möglichst viel Lindenbäume anpflanzen. Ihr Duft macht gesunde Luft.
Ausgezeichnet ist die Wirkung der Lindenholzkohle. Innerlich säubert sie den Körper von versteckten Verschleimungen. Äußerlich heilt sie eiternde Geschwüre. Zu mir kam ein Herr mit einer nässenden, arg juckenden Flechte an der rechten Hand. Er war schon bei einem Allopathen gewesen, der die Hand bestrahlen wollte. Ich verordnete Einreibungen der hochroten Flechte mit Hamamelissalbe und dann Bestreuen mit Lindenholzkohle. Nach drei Tagen hatte der Herr, der in großer Sorge wegen seines Berufes als Reisevertreter war, eine gesunde Hand. Am 5. Tage ging er wieder auf Reisen. In der Lindenholzkohle stecken ganz geheime, verborgene Heilkräfte, die noch lange nicht genügend erforscht sind. Innerlich nimmt man morgens und abends eine kleine Messerspitze voll in Wasser, Tee oder Milch.

60. Linse (Lens.)

Auch die Linse ist ein Beweis dafür, wie viel verborgene, geheime Kräfte in ganz alltäglichen Dingen stecken. So sind geröstete Linsen ein vorzügliches Mittel gegen Wassersucht. Zu diesem Zweck werden Linsen wie Kaffeebohnen geröstet. Hiervon werden täglich 30 Gramm gemahlen und mit drei Tassen kochendem Wasser übergossen und im Laufe des Tages getrunken.
Gegen Gelbsucht weicht man 400 Gramm Wasserlinsen in einem Liter Wein und lässt davon 9 Tage lang trinken.
In den Rheinlanden werden oft Knochengeschwüre, Brustfistel und Krebs mit einem aus Linsen und Bier gekochten Brei erfolgreich behandelt.
Fließende Schäden und Grinde, Geschwülste, Knoten hinter den Ohren werden geheilt, wenn man Linsen in Salzwasser siedet und auflegt.
Hitzige Geschwülste in den Augen heben sich, wenn man Linsen und Steinklee in Wasser kocht, und mit der Abkochung die Augen wäscht.
Der römische Schriftsteller Plinius, ein Zeitgenosse Jesu, schreibt: „Ich finde, dass das Linsenessen die Menschen gelassen macht.“ Ewig aufgeregte Leute, hitzige Naturen, sollten viel Linsengemüse und -suppen essen.
Stillende Mütter fördern durch Linsensuppen die Absonderung der Milch.

61. Löwenzahn (Leontodon taraxacum), Kuhblume.

Wegen seiner blutreinigenden Eigenschaften gebraucht man ihn in erster Linie zu sogenannten Frühlingskuren. Kurdauer 4 bis 5 Wochen. Zu diesem Zwecke nimmt man von dem aus der ganzen Pflanze gepressten Safte täglich zweimal je 2 Löffel unter schwacher Fleischbrühe oder unter Anis-oder Fenchelwasser Der Saft aus den abgebrochenen Röhrchen macht die Augen hell und klar, vertreibt alle Flecken. Auch das aus dem Kraut destillierte Wasser ist ein vorzügliches Augenmittel.
Der Tee leistet gute Dienste bei Stockungen und Verschleimung der Eingeweide, bei Goldadern, Leberleiden, Gelbsucht, bei trägem, mit Zwang verbundenem Stuhl, Milzverstopfung, Ausschlägen, Flechten, Geschwüren. Den gleichen Dienst leistet der Saft.

62. Majoran (Origanum majorana).

Das Majoranöl ist ein brillantes Mittel gegen nervöse Kopfschmerzen. Einige Tropfen in die Hand verrieben und dann den Duft 5- bis 6-mal in die Nase gezogen, beseitigt die Kopfschmerzen fast augenblicklich. Gegen Kopfschmerzen, die vom Magen oder Unterleib herkommen, wirkt es nicht. Da muss erst das Magen- und Unterleibübel beseitigt werden.

63. Meerrettich (Cochlearia armoracia).

Der Meerrettich hat ebenfalls Heilkräfte, die vielen verborgen sind. Er ist ein gutes Mittel gegen harnsaure Blutentmischung, also gegen Rheuma, Gicht, Blasensteine. Er wirkt mächtig auf Niere und Blase. Man muss aber in seinem Genusse vorsichtig sein, da sein überreichlicher Gebrauch leicht Nierenbluten verursacht. Die beste Verwendungsart ist die in Form des Schoenenberger´sehen Saftes.

64. Meerzwiebel (Sciila maritima).

Die Meerzwiebel ist ein wichtiges Milzmittel. Dr. Bohn sagt: „Die durch die Meerzwiebel heilbare Milzerkrankung weist einen dumpfen Schmerz in der Milzgegend auf und Anschwellung der Milz. Magenschmerzen und Asthma bei dieser Erkrankung werden durch Liegen auf der linken Seite verbessert.“

Nach Malaria auftretende Wassersucht wird durch dieses Milzmittel beseitigt.

Da die Meerzwiebel aber etwas giftig ist, so ist Vorsicht geboten, da sonst Unruhe, Erbrechen, Übelkeit, Durchfall, Blutharnen, Mattigkeit und Gliederschmerzen auftreten.

65. Meisterwurz (Imperatoria obstruthium).

Die Meisterwurz, auch Kaiserwurz genannt, wächst nur auf hohem Gebirge, hauptsächlich in Österreich, Italien und in der Schweiz. Wenn man die Wurzel bei sich trägt, so zieht sie allerhand Krankheitsstoffe an. Pfarrer Künzle lobt ihre Heilkraft sehr. „In Ställen, wo immer allerlei Krankheiten auftreten, trotz aller Reinlichkeit, würde ein Korb voll der Meisterwurz (Horstrinze) hineingestellt, allem abhelfen.“

Nach alten Kräuterbüchern widersteht die Meisterwurz dem Gift, treibt den Schweiß, löst den Schweiß in Brust und Nieren, zerteilt Winde, tötet die Würmer, säubert und heilt Geschwüre, treibt den Harn. Gepulvert ist die Wurzel ein gutes Fiebermittel. Gegen Bauchgrimmen helfen ein paar Scheiben von Meisterwurz gegessen sofort.

Pfarrer Künzle lobt die Wirkung der Meisterwurz beim Schnupfen, wenn man sie im Mund zerkaut. Zu mir kam ein junges Fräulein von 23 Jahren, die abwechselnd an Fließ- und Stockschnupfen litt, schon wochenlang, und kein Mittel wollte helfen. Ich verordnete Abkochung der Meisterwurz, eine Tasse abends. Am anderen Morgen war der Schnupfen weg.

Die Meisterwurz ist auch ein Vorbeugungsmittel gegen Schlaganfälle, epileptische Krämpfe und die sogenannten Gichter der Kinder.

Mit Wein oder Branntwein kann man aus der Wurzel, wenn man sie darin ansetzt, eine Essenz herstellen, die sehr gut wirkt gegen die genannten Leiden und gegen Vergiftung durch giftige Speisen aller Art. Alle Viertelstunde zwei Löffel voll Wein, in dem Meisterwurz gesotten wurde. Meisterwurz bringt auch bei Schlaganfall die Betroffenen wieder zurecht.

66. Melisse (Melissa officinalis).

Die Melisse ist eine herrliche Wunderpflanze. Schon der liebliche Duft sagt uns, dass der Schöpfer sie mit besonderen Gaben ausgestattet hat. Gleich dem Golde wirkt sie herzstärkend und nervenbelebend. Es gibt kaum ein besseres Nervenmittel als die duftreiche Melisse. Der Tee von den Blättern und Blüten wirkt gut bei Kopf-, Herz-und Magenkrankheiten, gegen Melancholie, Gedächtnisschwäche, unruhige Träume, Gicht, Schwindel- anfälle, Ohnmachten, eine bestimmte Art von Epilepsie, Ödigkeit (Leerheit) des Magens.
Pfarrer Kneipp verwandte und empfahl den Melissentee bei Magenkrampf, Verdauungsstörungen, Krämpfen, Blähungskoliken, Bleichsucht und Kopfleiden.
Zum Tee nimmt man 10-12 Gramm Melissenblätter und -blüten auf ½ Liter Wasser.
Der Blättersaft der Melisse in die Augen gelassen, stärkt das Gesicht, auf die Augenlider gestrichen, heilt er Augenschmerzen.

67. Mistel (Viscum album).

Die Mistel gehört zu den ältesten Zauberpflanzen. Bei den Druiden, den Priestern der Kelten, stand sie in höchstem Ansehen und war eine heilige Pflanze, die man die „Alles heilende“ nannte. Mit goldenen Sicheln schnitten die keltischen Priester sie unter feierlichen religiösen Zeremonien vom Eichbaum.
Zunächst ist die Mistel ein ausgezeichnetes Mittel gegen innere Blutungen, und zwar zusammen mit Zinnkraut. Diesen Tee empfiehlt auch Pfarrer Kneipp.
Sodann ist der Tee eines der besten Heilmittel gegen Epilepsie. Sein Gebrauch gegen dieses Übel ist uralt. Auch chronische Krämpfe, Kinderkrämpfe und hysterische Zustände heilt die Mistel. Lungenblutungen werden durch wenige Tassen Misteltee gestillt. Aber auch Gicht und gichtische Ablagerungen werden von Misteltee beeinflusst. Tagesgabe: 5 bis 10 Gramm.
Oft sieht man jedoch erst nach mehrmonatigem Gebrauch Erfolg.

68. Odermennig (Agrimonia eupatoria).

Diese Pflanze steht in der Heilkunde der Krautärzte in hohem Ansehen. Der von den Blüten und Blättern gewonnene Teeabsud wirkt zusammenziehend und ist daher von großer Bedeutung bei Herz-, Darm-, Magen-, und Lungenerweiterung. Außerdem wird das Kraut gegen ein ganzes Heer von Krankheiten der Leber, Milz, Nieren, sowie Lungen-, Darm- und Blasenleiden angewandt. Dreimal täglich eine Tasse Tee. Der Tee vertreibt auch geschwollene Mandeln, wenn mit ihm Gurgelungen gemacht werden.

69. Petersilie (Petroselium sativum).

Der Tee von den Blättern, Samen und Wurzeln hat gewaltige harntreibende Kraft. Besonders sei auf den Schoenenberger´schen Petersilien-Saft hingewiesen.

70. Pfefferminze (Menta piperita).

Die Blätter der Minzarten sind hinsichtlich ihrer Heilkraft gleichartig. Der Tee wirkt besonders bei nervöser Magenverstimmung. Er beseitigt Krämpfe und Unterleibsschmerzen, befördert die Verdauung. Gegen die Kopfschmerzen, die vom Magen herkommen, nimmt man 10 bis 15 Tropfen Pfefferminzöl oder „Olbas" auf Zucker oder in Wasser.
Tee: 5 Gramm auf ein ¼ Liter Wasser, morgens und abends eine Tasse.

71. Pfingstrose (Paeonia officinalis).

Der wegen seiner Gelehrsamkeit berühmte Albertus Magnus, „doctor universalis" genannt, 1193-1280, empfahl die Pfingstrose gegen die Pest. Sie galt aber seit uralten Zeiten als ein vorzügliches Mittel gegen Epilepsie (Fallsucht). In kleinen Gaben heilt sie auch Kinderkrämpfe. Ein altes Rezept gegen Fallsucht lautet: Man nehme 9 Teile pulverisierte Paeonien-wurzel und ein Teil kohlensauren Kalk.
Die Blütenblätter der Pfingstrose sind giftig. Sie dürfen also nicht gebraucht werden. Gebraucht wird nur die Wurzel. Tagesgabe: 10 bis 20 Gramm im Aufguss. Kindern gibt man am besten die Tinktur. In der Apotheke zu haben.

72. Preißelbeere (Vaccinium vicis idaea).

Der Tee von den Blättern ist ein in Russland und auch im Sauerlande viel gerühmtes Mittel bei Gicht und Rheumatismus. Täglich dreimal eine Tasse voll. Ferner ist er auch hilfreich bei Husten, Blasenleiden, Schleim- und Wechselfieber. Eine Teekur bei Rheuma und Gicht muss monatelang durchgeführt werden. Sie darf auch nach Heilung nicht sofort abgebrochen werden.

73. Quecke (Triticum repens), Ackerqtrecke, Schließgras.

Die Landleute und Gartenbesitzer sind keine großen Freunde der Quecke, die sie als ein sehr lästiges Unkraut betrachten. Und doch hat der Schöpfer ihr ganz ungewöhnliche Heilkräfte verliehen. So weit wie ihre Wurzel im Boden kriecht, so weit reicht ihre Wirkung im Körper. Sie zieht aus dem Körper wie ein Magnet alle unsauberen Stoffe aus und das bisweilen mit solcher Wucht und Kraft, dass sensible Naturen sie manchmal nur schlecht vertragen. Die Quecke ist ein inneres Körperreinigungsmittel ohnegleichen. Sie reinigt den Körper von Harnsäure, ist daher ausgezeichnet in ihrer Wirkung bei Nieren- und Blasenleiden, Grieß- und Steinleiden, ferner bei Gicht und Rheuma. Wöchnerinnen sollten fleißig Queckentee trinken. Desgleichen Kinder und alte Leute. Frisch werden die Quecken gewaschen, zerschnitten und dann gekocht. Von dem Absud werden täglich 3 Tassen getrunken.
Die Quecke, zerschnitten, befördert bei Pferden und Kühen die Milchbildung. Gewaschen und getrocknet, dann zerschnitten, ist sie ein hervorragendes Viehfutter. Die Quecke ist sehr zuckerhaltig.

Schon vor 2000 Jahren benutzte man sie zur Heilung der Wassersucht, die von Nierenleiden herrührt.
Bei Goldadern mischt man Quekenwurzel, Löwenzahn und Baldrianwurzel, kocht davon einen Tee und trinkt täglich 2 Tassen.

74. Rote Quecke (Carex avenaria).

Die Rote Quecke, Sandsegge, ist eine in ganz Europa vorkommende Grasart, die man ebenfalls als Unkraut verachtet. Von ihrer Heilkraft aber haben die wenigsten eine Ahnung. Sie ist ein spezifisches Heilmittel gegen Hautleiden, nässende Flechten, Drüsenerkrankungen, Leberleiden usw. Auch gegen Gelenkschmerzen und Rheumatismus ist sie wirksam. Tagesgabe: 20 bis 40 Gramm in der Abkochung.

75. Raute (Ruta graveolens), Weinraute.

Die Weinraute besitzt desinfizierende Eigenschaften und wurde im Mittelalter als ein Mittel gegen die Pest gerühmt. Zerstoßen und aufgelegt, zieht sie alles Gift aus Bisswunden. Die Weinraute wird darum gegen Schlangen- und Hundebiss gebraucht.
Sie erfrischt das Herz. Der Tee von Rautenblättern treibt die Spulwürmer ab. Gegen Madenwürmer, die heftiges Brennen im After verursachen, hilft sicher eine Abkochung frischer Raute als Einlauf benutzt.
Nach Dr. Bohn ist die Abkochung auch ein vorzügliches Mittel bei Ermüdung der Augen und rheumatischen Schmerzen des Augapfels.
Ferner ist die Weinraute brauchbar bei nervöser Harnverhaltung und bei Magen- und Nervenleiden, die mit Gebärmutterleiden in Zusammenhang stehen. Täglich 10 bis 20 Gramm im Aufguss.

76. Ringelblume (Calendula officinalis).

Die Ringelblume, auch Studentenblume oder Totenblume genannt, ist eines der wichtigsten Krebsmittel. Nach Krebsoperationen empfiehlt Dr. Bohn die Abkochung der Blüten lange Zeit mit anderen Krebsmitteln zu gebrauchen, um einen Rückfall, der ja selten ausbleibt, zu vermeiden. Auch gegen Magenblutungen, ganz gleich ob von einem Geschwür oder von Krebs herrührend, wird Calendulatee getrunken. Aber auch gegen Brust- und Hautkrebs wird der Saft der Ringelblume innerlich und äußerlich angewendet. Die bei der äußerlichen Anwendung anfangs auftretenden Schmerzen verlieren sich später. In England ist das Gelbe Labkraut (Galium verum) ein Spezialmittel gegen Krebs. Pfarrer Künzle empfiehlt gegen Krebs das öftere Auswaschen mit Absud von Cardo benedicta, Benediktenkraut (Cnicus benedictus).
Im übrigen pfuscht man an dieser bösartigen Krankheit klugerweise nicht selbst herum, sondern überlässt dies dem Kundigen.

77. Rosmarin (Rosmarinus officinälis).

Der Tee (2 Gramm auf eine Tasse kochendes Wasser) wird gegen Verdauungsbeschwerden getrunken, bei Verschleimung des Magens, Blähungen, gegen Krankheiten der Unterleibsorgane, Wassersucht, Herzleiden, Lähmungen und Epilepsie.
Diejenigen, die nicht schön sind, aber es gerne werden möchten, wenigstens äußerlich auf der Haut, benutzen das sogenannte Ungarwasser (3 Teile Rosmarin- und ein Teil Lavendelspiritus).

78. Schafgarbe (Achillea millefolium).

Der Landwirt sagt, sie sei ein Unkraut, und ich muss sagen: Sie ist ein großes Heilkraut. Die Schafgarbe wirkt sehr energisch auf das Blutgefäßsystem, und zwar auf die Arterien. Hellrote Blutungen werden von der Schafgarbe heilend beeinflusst. Kolikartige Schmerzen infolge von Verletzungen werden durch Schafgarbentee gestillt. Aber auch bei Blut-spucken, Lungenblutsturz, Lungenleiden wirkt der Schafgarbentee vorzüglich; ferner bei Magenkrämpfen, Darmverschleimung, Blutandrang mit Herzklopfen, blutenden Hämorrhoiden und Rückenschmerzen.
Dann ist der Schafgarbentee auch ein bewährtes Mittel gegen Influenza und Grippe. Man nimmt gegen diese Krankheit 15 bis 20 Gramm des Krautes, brüht es in ½ Liter Wasser und trinkt davon täglich 3 kleine Tassen, mit Honig versüßt.
Ich mache wiederholt darauf aufmerksam, dass viele Tees den Zucker nicht vertragen, wohl aber den Honig.
Gegen Erkältungen aller Art und Rheuma, das von Erkältungen herrührt, hilft Schafgarbentee. Dann ist er gut gegen das Bettnässen der Kinder. Dem gleichen Zweck dient in noch vollkommenerem Maße der Schoenenberger´sche Schafgarbensaft. Dieser aus dem frischen Kraute gepresste Saft wirkt auch außerordentlich belebend auf die Nerven. Gegen Wechselfieber hänge man einen mit Schafgarbe gefüllten Beutel auf die Herzgegend.

79. Salbei (Salvia officinalis).

Bei den Ärzten des Mittelalters stand der Salbei in sehr hohem Ansehen. Er ist ein Heilmittel, das besonders auf das Rückenmark wirkt. Er wirkt beruhigend bei Erregungszuständen, Zittern, Schmerzen und Lähmungen, die vom Rückenmark ausgehen. Auch äußerlich leistet der Salbeiabsud gute Dienste bei allgemeiner Nervenschwäche, Schlaganfällen.
Der Salbei ist auch ein wirksames Drüsenmittel. Er beruhigt den Schweißausbruch bei schwachen Personen und Schwindsüchtigen. Ferner ist der Salbeitee ein unvergleichliches Gurgelwasser bei allen entzündlichen Zuständen in der Mundhöhle und des Halses, wie Husten, Katarrhen, Verschleimungen usw.
Tagesgabe zur innerlichen Anwendung: 20 Gramm im Teeaufguss.

80. Schöllkraut (Chelidonium majus).

Rademacher, der Armeearzt Friedrichs des Großen, hält das Schöllkraut für das erste und wichtigste Lebermittel. Er wandte es gegen jede Art von Leberleiden an, bei denen keine Gelbsucht besteht und der Stuhlgang des Kranken ungefärbt ist. Das Schöllkraut wirkt sehr schnell. Es leistet auch gute Dienste bei Gallensteinen, Hämorrhoiden, Keuchhusten, Gicht.
Äußerlich wird es gegen Hautkrebs, Feigwarzen, Warzen und Hühneraugen eingerieben.
Die ganze Pflanze gedörrt, pulverisiert und aufgestreut, heilt faule Schäden, Fisteln und Geschwüre.
Hornhautflecke der Augen verschwinden bei schwacher Einträufelung von Schöllkrautwasser. Innerlich gibt man von der Essenz 10 bis 20 Tropfen drei- bis viermal täglich.

81. Stiefmütterchen (Viola tricolor).

Das wilde Stiefmütterchen, das unter dem Getreide auf den Äckern oder unter Weißklee steht, ist ein ausgezeichnetes Lymphmittel. Ich verordne es stets, wenn Hautkrankheiten vorliegen, die auf verdorbener Lymphe beruhen, aber stets in Verbindung mit anderen Heilpflanzen. Ich habe immer gute Erfolge erzielt.
Das Stiefmütterchen ist demnach ein gutes Heilmittel gegen Skrofulöse und skrofulöse Ausschläge jeder Art, Flechten und fressende Ausschläge, besonders bei Kindern. Das Stiefmütterchen wirkt etwas giftig. Es ist darum nur in ganz geringen Gaben und am besten immer mit anderen Heilpflanzen zu gebrauchen.

82. Storchschnabel (Geranium robertianum).

Auch er ist ein altes Heilmittel. Schon der berühmte Albertus Magnus rühmt die Heilkraft des Storchschnabels bei Fiebern, Krebsschäden, Gelbsucht und Rotlauf.
Der frische Saft auf Fisteln und fressende Geschwüre getan, reinigt und heilt dieselben. Gepulvert in die Nase gezogen, stillt er Nasenbluten.
Ein herrliches Fiebermittel, das vielen hundert Personen geholfen hat, gibt der Geheimarzt Ficina Marsilio an: Man nimmt vom Storchschnabel und Teufelabbisswurzel (Succia pratensis) von jedem 30 Gramm, kocht es in einem Liter Wasser auf die Hälfte ein, teilt es in drei gleiche Teile und trinkt es auf dreimal. Ehe der Patient mit dem Trinken ganz fertig ist, ist er gemeiniglich kuriert.
A. I. Barth, ein alter Kräutersammler, führt an, dass der Hausarzt des Juliusspitals in Würzburg ihm folgendes Mittel bei Schwerhörigkeit und Erblindung verraten habe. Man sammelt das kleine Storchschnabelkraut mit den roten Blättern, das man nur in Mauern und Felsenritzen findet. Dieses Kraut wird frisch in drei oder fünf kleine Bündel gebunden, dieselben mit einem dünnen Leinenlappen umgeben und so in den Nacken des Kranken auf die bloße Haut gelegt. Sind die Bündel trocken, so werden sie in fließendes Wasser geworfen und drei oder fünf frische aufgelegt und so fortgefahren, bis Heilung erfolgt. Dieses heilsame Mittel hat vielen Blinden geholfen. Daneben ist es gut, den Nacken noch zweimal

täglich mit dem ausgepressten Safte der Pflanze einzureihen.
Pfarrer Künzle, dieser große Praktikus, sagt, dass der Storchschnabel eine Pflanze sei, die zöge, sei es, dass sie radioaktiv oder sonst vom Schöpfer mit Zugkraft ausgestattet ist.
Tatsache ist, dass böse Augenentzündungen, Halsweh, Zahngeschwülste, furchtbare Nervenentzündungen in den Wangen (Tic douleureux), unerträgliche Schmerzen in Magen, Mieren, Aufschwellen der Glieder usw. durch Auflegen von grünem und zerquetschtem Storchschnabel rasch schwinden bei Menschen und Vieh. In dürrem Zustand muss es mit Wasser aufgeweicht werden. Die vielen anderen Geraniumarten, auch die Zimmergeranien, haben dieselbe Wirkung.
Bei krebsartigen Flechten, Ausschlägen, ist die Heilkraft des Storchschnabels berühmt.
Gegen Schleich- und Schleimfieber: Siede Storchschnabel und lass den Kranken fleißig schluckweise trinken. Das Fieber marschiert ab in ein bis zwei Tagen.

83. Taubnessel (Lamium album).

Die Weiße Taubnessel ist ein Frauenmittel. Am besten mischt man in diesen Fällen die Taubnesselblüten mit Andorn (Marrubium vulgäre). Der Tee von dieser Mischung ist ein spezifisches Muttermittel. Ewig schwache, hinfällige, bleichsüchtige, müde junge Mädchen, wie sie besonders auf den Pflastern der Großstadt dünn und halbnackt herumlaufen, gesunden durch diesen Teegenuss.
Dann gehören die Taubnessselblüten auch unter die Fiebermittel. Der Tee kühlt, schlägt Fieber, Hitze und Brand nieder. Durchfall stillt er sowohl bei Menschen wie auch beim Vieh.
Pfarrer Künzle schreibt: „Alte Männer, die entsetzliche Schmerzen leiden, weil das Wasser nicht mehr abgeht, finden sofortige zauberschnelle Hilfe bei Genuss von ein paar Tassen dieses Krautes. Also heilt die Taubnessel Harnverhaltung der Greise.“ Auch als Blutreinigungstee ist dieser Tee gut. Bei Geschwulsten, Beulen, Kröpfen, Krampfadern, bösen Geschwüren, zur Vertreibung von Gichtgeschwulsten und Gichtschmerzen wird sie auch äußerlich angewandt. Bei Blasenentzündung, kenntlich am roten, scharfen Urin, hilft Tee von der Taubnessel. Im übrigen hat die Taubnessel, die auch noch bei Schlaflosigkeit, Unruhe, Taubheit wirkt, die gleichen Eigenschaften wie die Brennnessel. Tagesgabe: 20 Gramm der Blüten, Kochzeit ¼ Stunde.

84. Tausendgüldenkraut (Erythraea centaureum).

Prälat Kneipp schätzt diese Pflanze besonders hoch. Sie ist ein ausgezeichnetes Magenmittel, das schon vielen geholfen und viele von unerträglichen Schmerzen befreit hat. Der Tee des Krautes sorgt für Ableitung überschüssiger Magensäure und ist ein gutes Heilmittel gegen Magen- und Sodbrennen.
Das Tausendgüldenkraut wirkt aber auch auf Leber, Milz und Lunge. Ist gut bei Asthma, altem Husten, Blutspeien, schwerem Atmen. Der Doktor admirabilis Albertus Magnus rühmt seine Heilkräfte in dieser Richtung. Tagesgabe: 10 bis 15

Gramm.

85. Thymian (Thymus vulgaris).

Der Thymian hat einen gewürzhaften Duft, der uns sagt, dass die Pflanze besondere Heilkräfte besitzt. Nach alten Kräuterbüchern stärkt er die Lebensgeister, reizt den Appetit, öffnet Verstopfungen. Er ist denen gut, die schweren Atem haben, viel husten und Schleim ausbringen. Er treibt den Harn, tötet die Würmer im Bauch und verteilt geronnenes Blut. Auf Wunden darf Thymian und auch das aus ihm gewonnene Thymol nicht gebracht werden. Es verursacht Kopfschmerzen und zieht die Fliegen an.

86. Tormentille (Potentilla tormentilla).

Nach Dr. Bohn erstreckt sich die Wirkung der Tormentille auf die erschlaffte Schleimhaut, besonders des Darms, und die Unterleibsorgane.
Tagesgabe der Abkochung: 15 bis 20 Gramm.

87. Veilchen (Viola odorata).

Die Heilkrafte des lieblich duftenden Veilchens sind auch noch nicht genügend erforscht. Der Tee, 4 Gramm auf 2 Tassen, dient gegen folgende Leiden: Hysterie und Hypochondrie, Nervenstimmung der Frauen, Lähmungen nervenschwacher Teile, aber auch gegen innere und äußere Krebsleiden, Unterleibskrämpfe, Blutungskolik, Verletzung der Sennen und Flechsen. Der Tee ist auch ein vorzügliches Gurgelwasser bei Mandelschwellung und Halsschwellung.
Pfarrer Künzle lobt das Veilchen als ein herrliches Mittel gegen Keuchhusten: „Gib dem Kinde fleißig warmen Tee von Veilchenblättern und Blüten. Bade es täglich zweimal, je ¼ Stunde, in Heublumen und Tannenreis, und du wirst es bald geheilt haben.“
Veilchenfußbäder machen gesunden Schlaf.

88. Wacholder (Juniperus communis).

Die ganze Pflanze in all ihren Teilen ist heilkräftig. Pfarrer Künzle schreibt: „Der Wacholder hat eine Kraft, zu wärmen, innere Erkältungen zu beheben, reinigt alles, wo er hinkommt, Magen, Gedärme, Lunge, Blut, und wird daher in fast allen Kräutermischungen gebraucht, nur nicht bei hitzigen Krankheiten, bei Fiebern usw.
Gegen alle Rheumatismen sind Wacholderbäder meist noch das einzige Heilmittel; ich habe gesehen, wie alte, von Gicht gekrümmte Leute durch fortgesetzten Gebrauch solcher Bäder wieder gerade und gesund wurden, wie Leute, die ein halbes Jahr wie ein Stück Holz im Bette lagen und von drei bis vier Ärzten ohne Erfolg behandelt wurden, durch Waschungen und spätere Bäder mit Wacholderabsud geheilt wurden. Freilich muss dann der grüne Wacholderreis drei

Stunden gesotten werden; mit diesem (warmen) Wasser wird der Kranke täglich zehnmal am ganzen Leibe gewaschen, bis er imstande ist, das Bad zu benutzen. Weil das Bad sehr scharf ist und angreift, tut man gut, es mit Tannen- oder Föhrenreis zu vermengen. Die Bäder müssen warm sein und eine halbe Stunde dauern; am Schlüsse muss jedes Mal der ganze Körper tüchtig mit kaltem Wasser übergossen werden; wer dies unterlässt, unterlässt besser auch das Bad, da sonst der Rheumatismus wiederkommt.“

Der Wacholder stärkt den Magen und fördert die Verdauung, vertreibt Blähungen, heilt Wassersüchten. Auch gegen Gicht, Flechten und Krätze hat er sich bewährt, vor allem in der Form des Schoenenberger´schen Wacholdersaftes. Wacholderöl, äußerlich angewendet, löst harte Knoten und Geschwülste auf.

Der Rauch von Wacholderbeeren desinfiziert die Zimmer, zerstört ansteckende Keime und reinigt die Luft. Wer ansteckende Kranke bedient, tut gut, von Zeit zu Zeit einige Wacholderbeeren zu kauen.

89. Waldrebe (Clematis erecta).

Dr. Bohn, ein vielerfahrener Kräuterarzt, sagt: „Clematis, d. h. die Waldrebe, wirkt auf die Haut und heilt, wenn andere Mittel versagten, skrofulöse Geschwüre und Knochenschmerzen. Auch Krebsgeschwüre an der Lippe und Brust und veraltete Krätze, sowie schwere Kopfschmerzen sollen damit geheilt worden sein. Offenbar wirkt sie auf durch chronische Krankheiten hervorgerufenen Verfall der gesamten Organtätigkeit ein. Man gibt von der Essenz mehrmals täglich 10 Tropfen, oder im Aufguss als Tee täglich 10 Gramm auf viermal verteilt.“

Krebs kann man auch mit Condurango marsdenia, eine aus Venezuela stammende Droge, heilen.

90. Walnuß (Juglans regia).

Der Tee von Walnussblättern ist ein unschätzbarer Trank für skrofulöse Kinder. 150 Gramm Blätter werden mit heißem Wasser übergossen. Dann lässt man sie eine halbe Stunde auf dem Herd ziehen. Den Absud versüßt man und gibt davon dem Kinde täglich 2 Tassen, eine morgens und eine spätnachmittags zu trinken. Daneben sind noch Bäder mit dem Absud sehr heilsam.

Auch sonst leisten die Walnussblätter und auch die grünen Schalen vortreffliche Dienste bei allen Lymphkrankheiten, wie Drüsen- schwellungen, Drüsengeschwüren, skrofulösen Augenentzündungen, Anschwellungen, Knochenfraß, Knochenauftreibungen usw. Tagesgabe der Abkochung 20 Gramm. Am kräftigsten wirken die grünen Schalen. Gegen Bandwürmer hilft das Nussöl.

91. Wegerich (Plantago).

Es gibt drei Arten: Den Großen Wegerich (Plantago major), den Mittleren Wegerich (Plantago media) und den Lanzettlichen Wegerich (Plantago lanceolata), die besonders von den zwölf deutschen Arten in Frage kommen. Der

letztere wird im Volke auch Schafszunge genannt und soll eine geringe Wirkung haben. Der Wegerich gehört zu den sogenannten Menschenbegleitern. Das weist schon darauf hin, dass er eine große Bedeutung für den Menschen hat, obschon sie ihn am Wege stehen lassen und höchstens seinen Samen für die Kanarienvögel sammeln. Der Wegerich ist eine der ersten und allerwichtigsten Heilpflanzen.
Die Abkochungen der Blätter sind wirksam bei Steinleiden, bei hartnäckigem Wechselfieber. Dann leisten sie große Dienste bei Lungenleiden und Leberkrankheiten. Ein ganz warmer Verehrer des Wegerichs ist Pfarrer Künzle, der von ihm schreibt: „Er reinigt wie kein zweites Kraut Blut, Lunge und Magen, ist daher gut für alle Leute, die wenig Blut, schlechtes Blut, schwache Lungen, schwache Stimme, bleiches Aussehen haben, Ausschläge, Rüden, Flechten, Rufen produzieren, oder ewig hüsteln, heiser sind, mager bleiben wie Gaißen, selbst wenn man sie in Butter hineinstellen würde."
Die einfachste Bereitung ist folgende: Am besten nimmt man ein bestimmtes Quantum frischer Wegerichblätter, die man nachmittags vor Sonnenuntergang und bei Sonnenschein sammelt, wäscht sie, bringt sie in einen Topf und übergießt sie mit kaltem Wasser. Dann setzt man den Topf aufs Feuer und kocht 3 Stunden. Dann passiert man alles durch ein Tuch, drückt aus, setzt ein entsprechendes Quantum Zucker zu und kocht nach einmal auf. Dann füllt man die Abkochung in Flaschen und entnimmt von ihrem Inhalt nach Belieben. Oder man nimmt, was noch einfacher ist, den Schoenenberger´schen Spitzwegerich-Saft. Das ist, mit Milch entsprechend
verdünnt, ein herrlicher Trank für alle Leute, die sich matt und elend fühlen.

92. Wiesengeißbart (Spiraea ulmaria), Spierstaude.

Die Heilkräfte dieser Pflanze liegen teilweise noch sehr im Dunkeln. Pfarrer Künzle kennt nur zwei Anwendungen. Die erste betrifft die schnelle Heilung von Gelenkrheumatismus, Ischias und Hexenschuss, und da empfiehlt Pfarrer Künzle neben der Anwendung des Farnkrautes einen Absud der Spierstaude in Wein. Die andere Anwendung bezieht sich auf Fieberzustände. Dieselben werden schnell entfernt durch den Tee vom Wiesengeißbart. Das beste Fiebermittel soll nach Pfarrer Künzle aber der Tee vom Weihwedel (Globularia cordifolia) sein. Ich habe den Weihwedel oder die Kugelblume nicht besprochen, da sie sehr selten ist und nur in Kalkgebirgen vorkommt.
Russische Ärzte machen von ihr bei Harnzwang Gebrauch. Auch Durchfälle heilt sie. Tagesgabe: 15 bis 20 Gramm des Krautes und der Blüten auf ½ Liter Wasser im Absud. Am wichtigsten aber ist die Spierstaude als sicheres Mittel gegen den Biss tollwütiger Hunde, also gegen die sogenannte Tollwut, gegen die man sich ganz unnötigerweise in den Pasteur´schen Instituten impfen lässt. Ein Arzt Dr. Künnen wurde im Jahre 1932 von einem tollwütigen Hunde gebissen. Da er sich selbst nicht retten konnte, nahm er seine Zuflucht zu einem „Kurpfuscher", der ihn heilte, und zwar mit der Wiesenspierstaude. Dr. Künnen war vernünftig und beugte sich in Demut vor der Kunst eines einfachen kurpfuschenden Bauern. Andere Ärzte, die sich verloren glauben, erschießen sich. Ein Teelöffel frischer

zerschnittener Wurzel der Spierstaude, hintereinander morgens drei Tage genommen, würde sie gerettet haben. Wenn die Ärzte mit ihrem Latein zu Ende sind und zum Revolver greifen, langen Wissende in die Herrgottsapotheke und haben Heilmittel in Hülle und Fülle. Denn der liebe Gott lässt keinen verderben, der sich ihm demütig naht und sich nicht anmaßt, ein besserer Chemiker zu sein als er. Seine Apotheke ist und bleibt die beste. In den Pflanzen bietet er sie uns.

93. Wollkraut (Verbascum thapsiforme), Königskerze.

Die Blumen und Blätter der Königskerze enthalten einen seifenartigen Saft, weshalb man sie als erweichende und lindernde Mittel bei Geschwulsten und Geschwüren zu Auflagen benutzt. Die angenehm riechenden Blüten werden hauptsächlich innerlich gebraucht. Sie wirken einhüllend, gelinde schweißtreibend. Ihr besonderes Wirkungsfeld sind die Schleimhäute des Kehlkopfes, wie Dr. Bohn festgestellt hat. Sie ist ein besonderes Mittel gegen den „bellenden" Husten. Der durch die Königskerze heilbare Husten tritt abends auf, ist trocken und mit Heiserkeit verbunden.

Die Tinktur ist gut gegen Schulter schmerzen, Kopfweh mit Schwindel und Schläfenschmerz, rheumatische und nervöse Gesichtschmerzen wurden schon damit geheilt, wenn alle andere Mittel versagten. Triefende Augen, böse, fließende Augenlider und Augenentzündungen werden durch Bestreichen mit der Tinktur schnell geheilt.

Wenn man frische Wollblumen mit Olivenöl auszieht, so erhält man das Wollblumenöl, das sehr gute Dienste leistet bei Geschwülsten und Krampfaderschmerzen, wenn man sie warm mit demselben einreibt. Einige Tropfen in die Ohren geträufelt, wirken günstig bei Schwerhörigkeit.

94. Zaunrübe (Bryonia alba).

Surya zitiert in seiner „Okkulten Medizin", S. 179, aus einer alten Schrift folgendes: Arcanum gegen die Wassersucht, womit die Gräfin von Westerbourg bis zu zweitausend Leuten geholfen, welche so geschwollen gewesen, dass sie keine Hand haben zum Mund bringen können. Man übergießt etwa 9 Stück von der Zaunrübe in einem gut verschließbaren Gefäße mit einem halben Maß guten, weißen Wein, verschließt dasselbe und lässt es 24 Stunden lang stehen; man verbraucht die Flüssigkeit zu einem Spitzgläschen pro Dosi binnen 24 Stunden und wiederholt dies binnen einer Woche dreimal. Danach trinkt man etwas Wein, welcher zu einem halben Maß mit einer großen Handvoll Zichorienwurzel gesotten ist, abends und morgens, wodurch der Magen wieder gestärkt wird."

Mäßig genossen, soll die Wurzel auch lebenverlängernd wirken.

Das ist keine Frage, dass diese Rübe, die in ihrer Heilwirkung noch viel zu wenig erforscht ist, großen Einfluss auf die Blutzusammensetzung hat und vornehmlich ein Feind der Harnsäure ist. Sie wirkt daher bei allen Harnsäurekrankheiten, wie Rheuma, Gicht, Milz- und Leberleiden, Kopfschmerz, Seitenstechen, Rippenfellentzündung, ferner bei entzündlichen Zuständen der Brust und Lunge,

sowie bei hartnäckigem Husten usw., lahmen Gliedern, Hüftweh, Ruhr, Blutfleckenkrankheit.
Man sammelt die Wurzel im Mai, presst den Saft heraus und versetzt ihn mit fünfmal soviel Weingeist, wie der Saft wiegt. Davon täglich 4 bis 6 Tropfen in Wasser gelöst. Die Zaunrübe ist giftverdächtig, darum nur kleine Gaben nehmen.

95. Zinnkraut (Equisetum arvense).

Das Zinnkraut oder Ackerschachtelhalm, Katzenroggen, ist durch Pfarrer Kneipp wieder zu Ehren gekommen. Es ist ein unvergleichliches Nieren- und Blasenmittel. Eine etwa 45jährige Frau litt an Harnverhaltung. Das Leiden wurde so schlimm, dass sie vor Schmerzen schrie und dem Wahnsinn nahe war. Da verordnete ein mir bekannter Masseur reichlichen Genuss von Zinnkrauttee. Schon nach kaum 12 Stunden waren ganz erhebliche Wassermengen abgegangen. In wenigen Tagen wurde die Frau geheilt, worum sich der allopathische Doktor vergeblich bemüht hatte.
Das Zinnkraut heilt Wassersucht, die von den Nieren herkommt. Einem Kranken, der an galoppierender Schwindsucht litt und furchtbar geschwollene Beine hatte, brachte ich in drei Tagen das Wasser zurück.
Dann ist das Zinnkraut auch ein hervorragendes Blutstillmittel, sowohl gegen innere wie äußere Blutungen. Bei Hieb-, Stoß- und Schnittwunden legt man einfach ein frisches Blatt zerquetscht auf. Es stillt das Blut augenblicklich. Auch Steinleiden und Harngrieß behandle ich mit Vorliebe nur mit Zinnkrauttee, den gleichen Dienst tut der Zinnkrautsaft von Schoenenberger, der schon vielen Lungenkranken Hilfe gebracht hat.
Ich möchte dann noch darauf hinweisen, dass auch Schwindsucht erfolgreich mit Zinnkraut behandelt werden kann. Professor Kobert führt folgenden Fall an: Einem schwindsüchtigen Manne, der in eine Heilanstalt wollte, wurde die Aufnahme verweigert, da er doch nicht mehr zu retten sei. Da riet ihm ein Gelegenheitskurpfuscher, Zinnkrauttee zu trinken. Der Mann tat´s und wurde geheilt. Später stellte ein Schüler von Prof. Kobert, der übrigens auch ein Freund der Pflanzenheilkunde ist, fest, dass die Schwindsucht vollkommen ausgeheilt war.

96. Zwiebel (Porrum cepa).

Die Zwiebel ist nicht nur eine Gewürzpflanze, sondern auch ein wichtiges Heilkraut, dessen Heilkräfte schon im frühesten Mittelalter bekannt war. So schreibt der mehrfach erwähnte Albertus Magnus: „Frische Zwiebel über Nacht in Wasser gelegt, dieses den Kindern zu trinken gegeben, vertreibt ihnen die Würmer. Gebratene Zwiebel morgens und abends gegessen, befördert den Auswurf, macht die Brust weit und reinigt den Magen. Zwiebelsaft in die Ohren getan, nimmt das Sausen, die Schmerzen und die Schwerhörigkeit. In die Nase getan, reinigt er das Hirn. Zwiebel in der Speise benützt, erweichen den Bauch und treiben den Harn. Zwiebelsaft mit Salz gemischt und über die Warzen gelegt,

vertreiben dieselben. Gebratene Zwiebel auf Geschwüre aufgelegt, erweicht sie und macht sie zeitig. Die roten Zwiebel sind stärker als die weißen. Zwei Unzen frischer Zwiebelsaft mit etwas Zucker vermischt, sind in der Wassersucht als harntreibend zu empfehlen." Hier verwendet man mehr und mehr auch den Schoenenberger´schen Zwiebelsaft.
Ein Gastwirt klagte mir, dass er seit langem an schlechter Verdauung litte. Ich verordnete mittags und abends eine halbe rohe Zwiebel, zerschnitten unter Gemüse. Er war nach einigen Tagen seine Verstopfung los.
Die Zwiebel ist auch ein probates Hühneraugenmittel. In meiner Jugend litt ich oft unter diesen Quälgeistern. Ich legte eine dicke Zwiebelhaut zwischen die Zehen und zog den Strumpf über. Meist waren in drei Tagen die Plagegeister verschwunden.
Zwiebelsaft stillt den Durst und macht fröhlich. Gute Dienste leistet die rohe Zwiebel bei den Durchfällen verschiedenster Art. Man isst sie zerschnitten aufs Butterbrot.

III. Teil:
Die Heilung von Krankheiten durch Heilpflanzen.

Alpdrücken

rührt meist davon her, dass abends zu viel schwer verdauliche Speisen gegessen werden. Man lege sich nie mit gefülltem Magen ins Bett. Die Engländer haben eine ausgezeichnete Lebensregel :
After dinner rest a while;
After supper walk a mile.
(Nach dem Mittagessen ruh´ eine Weile, nach dem Abendessen geh´ eine Meile.)
Sorge für regelmäßigen Stuhlgang. Abends ein Glas Zitronenwasser mit Zucker.

Appetitlosigkeit

deutet auf verdorbenen Magen oder eine nervöse Überreiztheit. Sonne, Luft, Wasser. Trinke folgenden Tee: Benediktenkraut (Herb. Cardui benedict.) 10,0 Gramm, Bitterklee (Menyanthes trifoliata) 15,0 Gramm, Wermut 10,0 Gramm, Tausendgüldenkraut (Erythraea centaurium) 20,0 Gramm, Wacholderbeeren 10,0 Gramm, Kümmel 4,0 Gramm, Kalmus (Acorus calamus) 10,0 Gramm, Enzian (Enciano) 10,0 Gramm, Eichenrinde (Cor-tex Quercus) 5,0 Gramm, Angelikawurzel (Cortex Angelicae) 10,0 Gramm.
Hiervon 10,0 Gramm täglich in 2 Liter Wasser auf einen Liter einkochen. Den Rest tagsüber trinken. Bei gleichzeitiger Verstopfung sorge für Oeffnung.
Appetitanregend wirken auch Kalmus, täglich 6 Gramm in Abkochung und Lavendelblütentee. Auch das aus den Blüten gewonnene Spiköl, zweimal täglich 5 bis 8 Tropfen.

erfordern die größte Vorsicht. Man sucht einen erfahrenen Augenarzt auf, sobald die Sache schlimm wird oder scheint.
Ein vorzügliches Augenwasser bereitet man von Fencheltee, den man sich abkühlen lässt. Auch mit Kamillentee lassen sich die Augen gut baden.
Sehr gut für schwache Augen wirken Nackengüsse mit kaltem frischem Wasser.
Entzündete Augen, Bindehautentzündung kann man heilen mit Fencheldämpfen. Der gepulverte Fenchelsamen wird gekocht und das Gesicht mit geschlossenen Augen über den heißen Fenchelaufguss gehalten.
Bei Bindehautentzündung, überhaupt bei Augenentzündung, verordne ich stets: Baden mit Kamillentee, lauwarm, dann Auflegen eines Leinenläppchens, das man in Kamillentee getaucht, tüchtig ausgewrungen hat; darauf tröpfelt man einige Tropfen Lilienöl und legt dann auf. Johannisöl soll ähnlich wie Lilienöl wirken. Ein brillantes Mittel.
Bei Gerstenkorn kann man wie oben verfahren. Eine Salbe aus 30,0 Gramm Lilienmilch und 30,0 Gramm ungesalzener Butter ist sehr gut. Sorge für Stuhlgang, warme Füße und Diät.
Fliegen und Mücken vor den Augen, Fliegensehen, ist eine Augenschwäche, wobei es scheint, als ob Mücken vor dem Auge auf- und abtanzten. Der Dunst von einer Tasse Kaffee, echten Kaffee ohne Milch und Zucker, beseitigt das Übel.
Zum Waschen von triefenden, eiternden Augen eignet sich eine Messerspitze Aloe mit heißem Wasser aufgelöst.
Auch der Tee von Fenchel und Augentrost eignet sich zu Augenwaschungen vorzüglich.

Bandwurm, Würmer:

In Russland gebraucht man zur Vertreibung des Bandwurmes eine Abkochung der Resedablüten (Reseda lutea). Eine starke Abkochung genügt zur Vertreibung dieses lästigen Parasiten, besonders wenn man dem Tee noch eine Gabe Rizinusöl folgen lässt.
Ein bekanntes Volksmittel sind die Kürbiskerne. Man nimmt 60 Gramm entschalte Kürbiskerne, zerreibt sie in einem Mörser und nimmt sie mit etwas Zuckerwasser nüchtern auf zweimal. 2 Teelöffel Rizinusöl hinterher.
Ein sicheres und wenig angreifendes Vertreibungsmittel ist das sog. Pannapulver, das von Aspidium Panna, einem ostafrikanischen Farnkraut, hergestellt wird. Erwachsene nehmen davon 8 Gramm, und zwar nüchtern in Pausen von ½ Stunde immer je 2 Gramm mit süßer Milch. Kinder nehmen die Hälfte.
Nach alten Berichten soll das Pulver von der Eberwurz (Carlina acaulis) 40 bis 60 Gramm auf ein Liter Wein ebenfalls den Bandwurm vertreiben.
Auch der Nusstinktur und dem Nussöl, aus der Schale der Walnuss (Juglans regia) gewonnen, soll der Bandwurm nicht standhalten.
Ein sicheres und unschädliches Bandwurmmittel ist die Kokosnuss, die Frucht der Kokospalme (Cocos nucifera). Man genießt morgens nüchtern die Kokosmilch

und isst dann weißes Nussfleisch der Kokosfrucht. Die Wirkung bleibt fast nie aus. Dieses Mittel wurde von dem Italiener Professor Parisi auf der Rückreise von Abessinien entdeckt.
Dann ist da unsere Farnkrautwurzel (Aspidium Filix mas). Man geht in den Wald und holt sich die frische Wurzel, säubert sie und nimmt den grünlich-gelben Teil heraus. Von diesem Herausgenommenen nimmt man morgens nüchtern 2,0 Gramm, mittags 2,0 Gramm und abends vor dem Schlafengehen nochmals 2,0 Gramm. Am folgenden Tage macht man´s wieder. Innerhalb von drei Tagen marschiert der Quälgeist ab, ohne alle Beschwerden für den Patienten. Hoffende Frauen sollen dieses Mittel nicht nehmen.
Ein etwas bequemeres, aber sonst im Grunde dasselbe Mittel ist folgendes: Geh zur Apotheke und lasse dir aus 2 Gramm ätherischem Farnkrautextrakt, 2 Gramm Farnkrautwurzelpulver 20 Stück Pillen machen. Von diesen nimmst du abends 10, den andern Morgen nüchtern den Rest. Warte 2 Stunden und nimm einen Löffel Rizinusöl; Heringssalat, Knoblauchwasser, schwarzer Kaffee unterstützen die Kur.
Das einfache Farnkfaut ist das Wundermittel, das dir für teures Geld in den Zeitungen angepriesen wird. Wenn du, es vernünftig anfängst, kannst du für einen Euro und sogar – umsonst deinen Bandwurm sicher loswerden.

Die Barlow´sche Krankheit

befällt die Kinder im 1. bis 3. Lebensjahr, und zwar die künstlich ernährten, regelmäßig die, die mit dem Soxhlet´schen Sterilisierungsapparate präparierte Milch genießen. Ich persönlich habe mit der Erfindung des tschechischen Professors die übelsten Erfahrungen gemacht. Sie werden auch von anderer Seite bestätigt; so von Dr. med. Riedlin in Freiburg. Mit dem Soxhletapparat wird die Milch „totgekocht“. Ihre Bestandteile werden so verändert, dass der Körper der Kinder total erkrankt. Es entstehen Blutungen unter der Haut der Ober- und Unterschenkelknochen, die große Schmerzen verursachen. Die Knochen werden brüchig. Auch in der Mundhöhle treten Blutungen auf. Es leuchtet doch ohne weiteres jedem vernünftigen Menschen ein, dass die Sterilisierung der Milch einfach naturwidrig ist. Durch die Kocherei wird die Milch so nachteilig verändert, dass die Kinder keine Kalksalze verdauen können und sich auch sonst schädliche Stoffe bilden. Darum weg mit dem Soxhletapparat!
Man gebe nur ungekochte Kuhmilch, Buttermilch, wenn das Kind solche schon verträgt, ferner Obst und Obstsäfte. Aber das Obst darf auch nicht gekocht werden, grünen Salat mit Sahne und Zucker angemengt; ferner geschabte rohe Karotten (Wurzeln). Man darf den Speisen immer ein paar Tropfen Zitronensaft zugeben. Dann Sonne, Luft, Wasser. Das letztere natürlich zur äußeren Behandlung.
Ferner empfiehlt sich Tee von Birkenblätter 5 Teile, Ackerschafthalm 4 Teile, Ackerveilchen (Viola tricolor) ein Teil, Kalmuswurzel ein Teil, Wallnußblätter ein Teil. Von dem Tee täglich 2 bis 3 Teelöffel.

Blähungen

vertreibt folgender Tee: Pfefferminzblätter, Anis- und Fenchelsamen zu gleichen Teilen. Man kann auch die entsprechenden ätherischen Öle nehmen, 6 Tropfen auf Zucker alle ½ bis eine Stunde.

Blasenkrampf

beseitigt Kampferspiritus, alle ¼ Stunden einige Tropfen auf Zucker. Hervorragend wirkt der Zinnkrauttee.
Blasenleiden, die jeder Behandlung trotzen, werden noch oft durch eine Milchkur geheilt.

Blasensteine, Blasengrieß

werden durch Zinnkrauttee ebenfalls entfernt. Auch Hagebutten, die roten Früchte der Heckenrose, und Wacholderbeeren als Tee bereitet, sind von guter Wirkung. Man kann sie auch mischen. Kneipp verordnete Zinnkrautbäder äußerlich und Zinnkrauttee innerlich. Zucker ist zu meiden. Empfohlen wird auch der Tee vom Vogelknöterich (Polygonum aviculare).

Blinddarmentzündung:

In einem Falle von Blinddarmentzündung bei einem 20-jährigen Mädchen, das schon nicht mehr aufstehen konnte, und wo zugleich starke Nierenreizung vorlag, blies ich die ganze Geschichte in 24 Stunden weg mit folgendem Tee: Brombeerblätter 25,0 Gramm, Taubnesselblüten 25,0 Gramm. Tagesgabe 10,0 Gramm, verteilt auf drei Tassen, schluckweise. Nach drei Tassen waren die Beschwerden nahezu völlig gewichen.
Pfarrer Kienzle lobt auch den Tee der Stechpalme (Hex aquifolium) bei Blinddarmentzündung.
Sobald jemand Schmerzen in der Blinddarmgegend verspürt, trinke er Tee von Brombeerblättern oder Stechpalmblättern (Hülsekrabben), evtl. mit Klettenwurzel, Ackerstiefmütterchen, Zinnkraut und Birkenblätter vermischt. Ihm wird schon nichts passieren. (Besser ist es in solchen Fällen zum Arzt zu gehen. Der Hrsg.)

Blutstillmittel:

„Die stärksten Blutflüsse und Blutbrechen heilt der Katzenschwanz (Equisetum arvense), das Zinnkraut, innerlich als Tee genommen, in kurzer Zeit, ja fast augenblicklich.“ Pfarrer Künzle und Pfarrer Kneipp sind dieser Ansicht.
Pfarrer Kneipp ist auch ein Freund der Mistel als Blutstillmittel.
Ferner sind als Blutstiller bekannt: Wiesenknopf (Sanguisorba officinalis), besonders die Wurzel davon; ferner der große und der kleine Weihwedel

(Globularia major et minor), Sillur (Dryas octopetala), alles Alpenkräuter.
Junge Leute in den Entwicklungsjahren leiden oft sehr unter profusem Nasenbluten. Bei jeder Gelegenheit tritt es auf. Häufig wird schon das noch schulpflichtige Alter davon geplagt. Bei einem 25jährigen, etwas vollblütigen, jungen Manne, der sehr an diesem Übel litt, stillte ich das Bluten auf folgende Weise: In die Hohlhand ein Teelöffel Hamamelisextrakt, ein Esslöffel warmes Wasser dazu und alles in die Nase aufgezogen. Die Blutung stand sofort und ist nicht wiedergekommen.
Oft genügt heißes Wasser, so heiß wie nur eben erträglich, in die Nasenlöcher hochgezogen. Das Bluten hört fast wie auf Kommando auf. Auch stark blutende Wunden kann man durch nichts schneller zum Stillstand bringen als durch einen in heißes Wasser gesteckten Wattebausch, den man auf die Wunde bringt.

Brandwunden:

Das beste Brandmittel ist Lilienöl und auch Johannisöl. Man bestreiche damit die Wunden, die Schmerzen lassen alsdann nach. Sonst streiche man bei Verbrennungen irgend ein Öl auf.
Ein vorzügliches Mittel soll Leinöl und Salz sein. Zuerst soll etwas Leinöl oder Salatöl auf die Wunde gerieben und dann vorsichtig gewöhnliches Kochsalz aufgestreut werden; darüber eine dünne Lage von Verbandwatte.
Pfarrer Kneipp empfahl frisches Sauerkraut. Auch Eidotter mit frischer Butter zu einer Salbe verrieben ist ein bekanntes Hausmittel. Auch eine Mischung von Leinöl und Kalkwasser wird gern von den Drogerien verkauft.
Durch Auflegen von Baumwolle, die in heißen Spiritus getaucht wird, sollen alsbald die heftigsten Schmerzen verschwinden.
In der Bienengegend ist Honig ein gebräuchliches Mittel. Auch Brennnesseltinktur wird zur Behandlung kleinerer Wunden verwandt.

Diphtheritis, Bräune, Krupp

gehören zu den tückischsten und schwersten Kinderkrankheiten. Erkrankt ein Kind an Diphtheritis oder Bräune, so sei die erste Sorge Stuhlgang, Klistier oder Abführmittel oder Brechmittel. Kinder, die abführen oder erbrechen, genesen eher, als wenn es nicht geschieht.
Mittel: Eine ganze Zitrone wird vorsichtig ausgedrückt, mit Zwiebelsaft vermischt und verdünnt. Alle 10 Minuten ein Teelöffel voll. Besser noch fortwährende Gurgelungen.
Ferner: Man nimmt Salatöl und gibt soviel gestoßenen, weißen Zucker darin, als das Öl annimmt. Alle 5 Minuten ein Teelöffel voll.
Bei häutiger Bräune tauche Flanellappen in heißes Wasser, wringe leicht aus und lege sie dem Kranken so heiß, als er es vertragen kann, um den Hals und decke darüber ein trockenes Wolltuch. Auch heiße Umschläge in der Magengegend sind sehr zu empfehlen.
Ein ganz probates Mittel ist folgendes: In einen Zerstäuber gibt man ganz

feingestoßenen Zucker und bläst den Zuckerstaub hinten in den Rachen und die Mundhöhle des Patienten. Der Zuckerstaub besorgt schnell die Ablösung der Häutchen, und den Bazillen geht es an den Kragen. Wenn man nach der Bestäubung mit Zuckerstaub mit Zitronenstaub nachstäubt, ist es noch besser. Mit diesem unschuldigen Mittel will ich jede Diphtheritis heilen.
Ein anderes Mittel, das noch nie versagt haben soll, ist folgendes: In der Apotheke kauft man einige Gramm destillierte Schwefelsäure (?), gießt 10 Tropfen auf ein Wasserglas und lässt damit häufig gurgeln.
Gefährlich ist die Behandlung mit Chlorkali und Höllensteinpinselungen. Nach der Erfahrung sterben die Kinder trotzdem zum Teil oder verlieren das Gehör oder bekommen Kehlkopflähmung.
Das beste aller antiseptischen Mittel ist das Pfefferminzöl bzw. „Olbas“ (vgl. Japanisches Minzöl. Der Hrsg.). Wenn ich einmal eine Diphtheritisepidemie zu bekämpfen hätte, so würde ich folgendermaßen verfahren: Das Kind müsste zunächst erbrechen. Dazu genügt es, mit einer Feder hinten im Halse zu kitzeln. Alsdann würde ich einige große Zwiebeln in einer Pfanne sieden in ihrem eigenen Saft, bis sie weich werden. Dann würde ich die Zwiebelhäute in ein Tuch schlagen und so heiß, wie der Patient es verträgt, um den Hals legen. Die Zwiebeln halten großartig die Wärme. Dann würde ich in dem Saft einer Zitrone 20 Gramm Zucker auflösen und dazu würde ich 10-20 Tropfen „Olbas“ tun; gut schütteln. Von dieser Mischung würde ich alle 5 bis 15 Minuten mit einem Zerstäuber, das ist ein kleines Fläschchen, worin sich die Flüssigkeit befindet, darauf sitzt ein Korkhahn, der ein Röhrchen in die Flüssigkeit sendet; hinten ist ein kleiner Gummischlauch mit Ball. Durch Druck auf den Ball wird durch den Schnabel in feinster Stäubchenform die Flüssigkeit herausgetrieben – in die Mundhöhle bringen. Wenn der Patient diese Flüssigkeit in den Magen bekommt, so schadet sie ihm nichts, im Gegenteil, sie wird ihm sehr nützen. Mit dem Zerstäuber kann man auch kleinen Kindern beikommen, die zu behandeln sonst viel Mühe macht.
Die Diphtheriebazillen können keinen Schnaps vertragen. Schon das häufige Gurgeln mit ganz gewöhnlichem Fusel soll hinreichen, die Krankheit schnell zu heilen.

Durchliegen

der Kranken verhütet man, wenn sie auf mit Haferspreu oder mit Hirsespreu gefüllten Kissen schlafen. Man nehme die Kissen groß genug, so dass die Kranken bequem darauf ruhen. Diese sind die allerbesten Kissen der Welt, besser als Luft- und Gummikissen. Ist Durchliegen bereits erfolgt, dann reibe man die wunden Stellen fleißig mit Lanolin, dem Fett aus der Schafwolle, ein.
Folgende Salbe wird auch empfohlen: 2 oder 3 weiße Rüben (Brassica Rapa) werden zerrieben, in ein Tuch getan und ausgepresst. Dann nimmt man 60 Gramm frische ungesalzene Butter und zerlässt sie auf dem Feuer. Sie darf aber nicht ins Kochen kommen und nicht brandig werden. Dann wird der ausgepresste Rübensaft hinzugetan und solange gerührt, bis ein salbeartiger Brei entsteht.

Dieser wird auf Leinwand gestrichen und täglich zweimal auf die Wunde gelegt. Auch folgendes Rezept ist gut: Einige Mohren (Daucus carota), rote Wurzeln werden gerieben und mit Lindenholzkohle vermischt. Diese Mischung wird auf die Wunde gebracht.

Fettleibigkeit:

Sofern Fettleibigkeit ihre Ursache in unmäßigem Essen hat, fange endlich an, mäßig zu leben, oder die Fettsucht und deine Völlerei bringen dich vor der Zeit ins Grab.
Ein französischer Arzt empfiehlt täglich 25 Gramm von ihrer harten Schale befreiter Kirschenkerne.
Ein bei uns ganz bekanntes Mittel gegen Fettsucht ist der gemeine Blasentang, auch See-Eiche, Meer-Eiche genannt (Fucus vesiculosus), den der Professor Cheapman in Philadelphia besonders amerikanisch empfohlen hat. Dieser behandelte 3 Patienten von je zwei Zentner Gewicht mit Fucus. Nach sieben Wochen hatte jeder 70 Pfund abgenommen. Und mehr verlangt man nicht einmal in Amerika. Dabei ging es den Patienten sehr gut, ganz vorzüglich. Tagesgabe: Höchstens 6 Gramm in Abkochung. Der Blasentang ist sehr jodhaltig, 0,03 %.
Folgender Tee ist ferner empfehlenswert: Blasentang 3 Teile, Benediktendistel (Carduus Benedictus) 3 Teile, Brechweide (Salix viridis) 10 Teile, Rainfarn (Tanacetum vulgäre) 5 Teile. Hiervon ein Teelöffel auf eine Tasse kochendes Wasser. Täglich 2 bis 3 Tassen schluckweise.

Flechten

werden am besten mit einer Abkochung der Klettenwurzel, der man etwas Fichtennadelextrakt und Kochsalz zusetzt, äußerlich behandelt. Innerlich trinke man den unter „Ausschlag“ angegebenen Tee.

Frostbeulen:

Ein sicheres und billiges Heilmittel gegen alte und frische Frostschäden ist eine Abkochung von Tannennadeln. Diese werden eine Stunde gekocht und dann abgegossen. In der lauwarmen Flüssigkeit badet man die erfrorenen Glieder täglich dreimal etwa 15 Minuten lang.
Die Russen und die Bewohner der „kalten Heimat“ (Polen) gebrauchen zum Einreihen 60 Gramm Terpentinöl, 150 Gramm Olivenöl, 15 Gramm Schwefelsäure (?). Gut mischen.
Die Trapper in Nordamerika verwenden eine Salbe aus einem Esslöffel Terpentinöl, ein Eigelb und 12 Esslöffel voll Leinöl.
Auch Einreihen mit Arnikaöl, Terpentinspiritus, Kampferöl und Kampferspiritus wird empfohlen.
Rote der Nase weicht wiederholtem Einreihen mit Kampferspiritus.
Bei Knochenschmerzen soll sich eine Einreibung mit Linsensalbe wirksam

erweisen. Getrocknete Linsen werden pulverisiert und mit Gänsefett zu einer Salbe verrieben.
Bei aufgebrochenen Frostbeulen hilft Arnika-, Calendula-, Eberrautensalbe. Auch Petroleum wird oft bei Frostbeulen zu Hilfe gerufen.
Prälat Kneipp rühmt als besonders heilsam Bäder von Haferstroh, Heublumen, auch Eichenlaubabkochungen.

Entzündungen:

Entzündungen, die durch Kälte hervorgerufen sind, werden am besten mit warmen Sitzbädern, denen man einige Tropfen Arnika zusetzt, bekämpft. Man kann dem Wasser auch grüne Seife und eine Abkochung von Eichenrinde und Walnussblättern beimischen.
Das beste Mittel, Entzündungen äußerlich auszuziehen, ist sauberer Lehm, einen halben Meter tief ausgehoben, oder die sog. Heilerde. Man rührt eine entsprechende Menge an und bringt sie direkt auf die entzündete Stelle, auf die man vorher einige Tropfen „Olbas“ geträufelt hat, morgens, mittags und abends erneuern. Gebrauchter Lehm ist giftig und muss weggeworfen werden.

Kalte Füße

sind ein Zeichen schlechter Blutverhältnisse im Körper. Nimm Heublumen, eine große Handvoll, koche sie mit 3 bis 5 Litern Wasser 10 Minuten und gieße die Abkochung in ein Becken und stelle ein anderes mit kaltem Wasser daneben. Dann bade die Füße so warm, als du es haben kannst, 2 Minuten, dann 10 Sekunden kalt, und wechsle so drei- bis fünfmal hin und her. Dann ins Bett. Verfahre so vier Wochen lang. Die Kälte in den Füßen ist unter Garantie verschwunden. Tausendfach glänzend bewährt.

Gallensteine

sind leicht zu vertreiben. Frauen leiden besonders an Gallensteinen. Korsetts, die ewigen Fleischtöpfe, wenig Bewegung usw. sind schuld daran. Die Operation ist absolut unnötig. Sie ist unnütz, teuer und gefährlich.
Merkmale: Zusammenziehende heftige Schmerzen unter der rechten Rippe und in der Herzgrube, die oft nach dem rechten Flügel ausstrahlen. Die Anfälle kommen meistens nachts. Oft ist auch Übelkeit, Aufstoßen, bitterer Geschmack und galliges Erbrechen vorhanden.
Gegen die Kolikanfälle verwende man: Kümmelöl 10,0, Anis-Öl 7,0, Kamillenöl 10,0, „Olbas“ 5,0, Wermutöl 5,0, Rainfarnöl 3,0 Gramm. Davon 20 Tropfen auf Zucker. Man kann auch Tee trinken von folgender Mischung: Kümmelsamen 10,0, Anissamen 7,0, Kamillenblüten 10,0, Pfefferminzblätter 5,0, Rainfarnsamen 3,0, Wermut 5,0 Gramm.
Um die Steine selbst zu vertreiben, ist das beste Mittel eine Ölkur. Man nimmt morgens bei ganz leerem Magen 125 bis 200 Gramm Olivenöl (Baumöl), wie

man es in der Küche verwendet, ferner einen Eidotter, einen Kognak, den Saft einer halben Zitrone mit etwas Zucker, schlägt alles gut durcheinander und nimmt die Masse im Laufe von ¼ bis ½ Stunde ein. Dann lege man sich ½ Stunde auf die rechte Seite, und zwar verkehrt aufs Bett, die Füße ans Kopfende. Die Gallensteine gehen ohne Schmerzen in den Darmkanal.

Gallensteinkranke müssen viel Obst essen und sich von fetten, würzigen und blähenden Speisen fernhalten.

Ein Arzt, der schwer unter Gallensteinkoliken litt, gebrauchte auch dieses Mittel, worauf beim nächsten Stuhlgang 200 erbsengroße Gallensteine abgingen.

Dieses Mittel ist hundertfach von mir erprobt und hat sich glänzend bewährt.

Der Großindustrielle Hugo Stinnes starb an den Folgen einer Gallerrsteinoperation. Armer Stinnes! Hätte er sich für 30 Pfennig Olivenöl gekauft und genommen, er lebte heute noch.

Gehirnentzündung:

Äußerlich fortwährende nasse Umschläge. Sobald die Tücher warm werden, entfernen, in kaltes Wasser tauchen, auswringen und neu auflegen. Man nehme nur kein Eis, wie es Allopathen machen. Das verzögert die Heilung unter allen Umständen. Man sorge für Stuhlgang.

Um die Füße mache man dagegen heiße Wickel. Alles muss dazu dienen, das Blut vom Kopfe wegzuziehen.

Dann gebe man innerlich folgenden Tee: Königsblume (Verbascum Thapsiforme) 2 Teile, Stiefmütterchen (Viola tricolor) ein Teil, Waldmeister (Asperula odorata) ein Teil, Johanniskraut (Hypericum perforatum) 2 Teile, Schafgarbe (Achillea millefolium) 2 Teile, Zwiebel (Porrum Cepa) 4 Teile.

Die Mischung lasse man 3 Minuten kochen, 15 Minuten ziehen. Dosis: Alle ½ Stunde ein Teelöffel in einem Esslöffel kalten Wassers. Die Homöopathen gebrauchen Sturmhut (Aconitum Napellus) und Tollkirsche (Atropa Belladonna). Beide sind giftig. Der Laie darf sie nicht anwenden.

Geschwülste:

Schwellungen, die von Druck, Stoß, Hieb und ähnlichen gewaltsamen Einwirkungen herrühren, werden am besten folgendermaßen behandelt: Arnikatinktur wird zwanzigfach verdünnt. In die Verdünnung taucht man Lappen, wringt aus und belegt die Geschwulst damit. Dann mit Wolle warm zuwickeln! Das macht man dreimal täglich.

Mit diesem einfachen Mittel habe ich einmal einen Gastwirt in 14 Tagen kuriert, der an Krücken ging und seinen lahmen, geschwollenen Fuß schon 34 Jahre nicht gebrauchen konnte.

Gicht und Rheumatismus:

Das Vieh draußen in freier Natur bekommt nie Rheumatismus. Es kocht und laugt

ja auch sein Fressen nicht vorher aus, wie unsere Hausfrauen und Köchinnen das machen, es raucht auch keine Zigarren, kaut keinen Tabak, trinkt keinen Kaffee und keinen Tee, isst keinen Kuchen und keine Torten usw.
Dafür frisst es Gras, Gras und Gras. Sollte das nicht für den Menschen auch ganz nützlich sein? Es ist z. B. nicht bekannt geworden, dass Nabuchodonosor, als er auf die Weide am Euphrat ging und graste, an Rheuma und Gicht gelitten hätte. Pfarrer Künzle empfiehlt daher das Grasen bzw. den Tee vom Schließgras, bei uns auf dem Lande Quecke genannt, Triticum repens, wie die Botaniker sagen. Dem Landmann macht die Quecke große Mühe, aber sie ist ein Wunderkraut. Ich habe mit dem Queckentee schon große Erfolge gehabt. Er reißt und spült den Schmutz aus dem Körper. Die weißen Wurzeln der Quecke werden im Frühjahr gesammelt, sauber gewaschen und dann an der Sonne getrocknet. Zum Tee siedet man die Quecken ¾ Stunden. Dieser Tee ist das idealste Nierenmittel, und alle Krankheiten, die aus den Nieren stammen, wie Gicht, Rheuma, Gichter, Wassersucht usw. weichen diesem Tee. Er sollte das tägliche Getränk sein.
Alles, was an Nieren und Blase leidet, wird am ehesten durch Queckentee gesund. Leuten, denen es überall weh tut, in allen Gliedern, Muskeln und Knochen, kann der Queckentee nicht warm genug ans Herz gelegt werden. Das heißt natürlich: Sie sollen ihn fleißig trinken.
Ein sehr wirksames Mittel gegen chronischen Rheumatismus und Gicht soll folgender Tee sein: Kamille, Feldthymian (Thymus serpyllum) und Heidekraut (Erica vulgaris) zu gleichen Teilen gemischt, täglich mehrmals eine Tasse.
Ein französischer Arzt hat gegen Gichtknoten und Gelenkanschwellung eine Abkochung der Blätter und frischen Zweige des gemeinen Eschenbaumes (Fraxinus exelsior) empfohlen, täglich 3 Esslöffel voll. Zum Einreihen gebrauchen französische Ärzte folgende Mischung: Terpentinöl, Kampferspiritus und Salmiakgeist, von jedem 10 Gramm.
Ein Volksheilmittel, und gar kein schlechtes, ist folgendes: Man nimmt einen Sack und füllt ihn voll mit grünem Birkenlaub. Da hinein bringt man das kranke Glied. Nach einer Weile entsteht eine Wärme, die bald in Hitze übergeht, so dass das Glied zu schwitzen anfängt. Statt der Birkenblätter kann man auch Eschenblätter nehmen.
Zum Einreihen bei Rheuma wird auch folgendes Mittel gerühmt: „Olbas“ und Olivenöl werden zu gleichen Teilen gemischt. Nach der Einreibung werden die erkrankten Teile mit Watte verbunden. Die Schmerzen sollen in 4 bis 6 Stunden verschwinden.
Die Russen gebrauchen zum Einreihen ein Teil Petroleum mit 3 Teilen Fett oder Glyzerin.
Ein englischer Arzt will mit 30 Gramm Kampfer, aufgelöst in 30 Gramm Terpentinspiritus, öfters eingerieben, große Erfolge gehabt haben.
Sehr empfohlen und in Übung sind jetzt Fichtennadelbäder.
Ich habe einmal 1921 einen furchtbaren Rheumatismus durch Sonnenbäder mit Baden im Flusse in acht Tagen restlos ausgetrieben.
Ein Mittel, das mich bisher noch nie im Stiche gelassen hat, ist die Apfelkur.

Hautkrankheiten:

Man merke sich folgendes: Bei allen nässenden und eitrigen Ausschlägen ist ein ganz probates Mittel: Einreihen mit Hamamelissalbe und dann Aufstreuen von Lindenholzkohlenpulver.
Innerlich nimmt man zur Blutreinigung folgenden Tee zu gleicher Zeit: Klette (Arctium Lappa) 5,0 Gramm, Stiefmütterchen (Viola tricolor) 5,0 Gramm, Brennnessel (Urtica, dioica) 10,0 Gramm, Zinnkraut (Equisetum arvense) 15,0 Gramm, Walnusblätter (Juglans regia) 20,0 Gramm, Kalmus (Acorus calamus) 15,0 Gramm, Gnadenkraut (Gratiola officinalis) 10,0 Gramm. Hiervon nehme man täglich 10 bis 15 Gramm und koche 15 Minuten. Tagsüber schluckweise trinken.
Skrofulöse Kinder leiden häufig an allerhand Kopf- und Gesichtsausschlägen. Hier muss das Grundleiden, die Skrofulöse, zunächst behoben werden, dann verschwindet der Ausschlag von selbst. Baden der Kinder in Regenwasser von 35 Grad Wärme, dem die Abkochung von Weizenkleie zugesetzt wird, bringt Heilung in 2 bis 3 Wochen.
Erwachsene Hautkranke tun gut, wenn sie häufiger ein Fichtennadelbad nehmen.

Influenza-Tee

nach Pfarrer Künzle: eine Handvoll Wermut, eine Handvoll Salbei, eine Handvoll Ehrenpreis (Veronica officinalis), eine Handvoll Süßholz gemischt, jeden Morgen und Abend einen Schluck, bewahrt vor Influenza. Influenzakranke nehmen alle halbe Stunde einen Löffel voll und gesunden in zwei Tagen.

Innerliche Entzündungen,

wie Lungen-, Nieren-, Brustfell-, Rippenfell-, Bauchfeil-, Blinddarmentzündungen werden schnell geheilt durch Trinken von Tee aus den Brombeerblättern, den Blüten der Stechpalme (Hex aquifolia), Wiesen- knopf (Sanguisorba) und Weihwedel (Globularia vulgaris).
Gegen hitzige Fieber leistet der Mohn (Papaver) gute Dienste, besonders gegen Hitze der Leber und des Blutes.
Als fieberwidrig haben sich noch folgende Krauter bewährt: Angelika, Brennnessel, Eisenkraut (Verbena officinalis), Frauenmantel (Alchimilla vulgaris), Hauswurz (Sempervivum tectorum), Meisterwurz (Imperatoria obstruthium) gepulvert, Schöllkraut (Chelidonium majus), Storchschnabel (Geranium majus), Taubnessel, Tausendgüldenkraut (Erythraea Centaureum), Tormentille (Potentilla tormentilla), Wiesengeißbart (Spiraea ulmaria), Königskerze (Verbascum thapsiforme).

Insektenstiche

können sehr gefährlich werden. Draußen reibe die Stellen mit Wegerichblättern, mit Zwiebeln, Lauch, Sauerampfer, Petersilienblätter. Ein sicheres Mittel gegen Insektenstiche soll die Tinktur der Bertramwurzel (Anacyclus Pyrethrum) sein. Ameisen lassen sich durch das Pyrethrumpulver nach den Angaben F. Jägers sicher vertreiben.

Ist man von einer Biene, Hummel, Wespe gestochen, so entferne man den abgebrochenen Stachel. Die Tinktur vom Sumpfporst (Ledum palustre) soll sehr wirksam sein. Das einfachste Mittel ist Kochsalz, das man mit Speichel anfeuchtet und dann mit einem Finger in kreisförmiger Bewegung einreibt.

Insektenstiche innerhalb der Mundhöhle, wie sie wohl beim Obstessen vorkommen, sind lebensgefährlich und haben schon öfter den Tod herbeigeführt. Das einfachste Mittel ist ein Teelöffel Kochsalz, das man langsam im Munde zergehen lässt. Ist das nicht zur Hand, kaue man Petersilienblätter, Wegerich, Weinrautenblätter, Zwiebeln, Sauerklee, Sauerampfer. Auch Zitronensaft leistet gute Dienste, ebenso „Olbas".

Kinnbackenkrampf:

Gegen Kinnbackenkrampf sind die Allopathen machtlos. Nimm rote Rüben (Beta vulgaris), auch rote Beeten genannt, oder in Ermangelung derselben Runkelrüben, reibe sie auf einer Kartoffelreibe und lege den Brei auf den angegriffenen Teil, und ebenso auf die Fußsohlen. Sobald die Überschläge trocken sind, erneuere sie. Innerlich gib Tee von Johanniskraut (Hypericum perforatum) 10 Teile, Arnika (Arnica montana) 2 Teile und Bilsenkraut (Hyoscyamus niger) ½ Teil. Vorsicht! 5 Teelöffel von einem Tee von 10 Gramm der Krautmischung täglich.

Kinderkrankheiten:

1. Englische Krankheit (Rhachitis). Gegen dieses Leiden, das in einer Schwäche der Knochen besteht und seine Ursache in mangelhafter Ernährung hat, empfehle ich in erster Linie folgendes: Auf jeden Fall lasse man das Kochen der Milch sein, vor allem schlage den Soxhlet-Apparat in tausend Stücke. Gib den Kindern die Milch nach Möglichkeit immer frisch.
   Knochenkranke Kinder, die sie schon vertragen, sollen jeden Tag ihre Portion Gerstengrütze essen, aber die einfache Grütze, die aus der Mühle kommt, nicht die aus den Nahrungsmittelfabriken.
   Dann müssen die Kinder auf frischem, von der Sonne durchwärmtem Sande viel spielen. Sonne und Luft sind neben guter Kost die Hauptsache. Täglich muss das Kind kurz gebadet werden mit blitzschneller Kaltabreibung. Dann den Körper gut warm reiben, aber nicht die Haut verletzen. Viel frisches Gemüse und Obst. Birkenblättertee.
2. Die schlimmste aller Kinderkrankheiten ist die Skrofulöse, die man auch wohl die Kindertuberkulose genannt hat. Die Ärzte verordnen Solbäder und schneiden an Drüsen, Gelenken, Muskeln und Knochen. Alles ist ganz überflüssiger medizinischer Humbug. Ich habe einen skrofulösen

Knaben, der am rechten Oberarm eine gefährlich eiternde Fistel hatte, die der nachlässig behandelnde Arzt – er hatte in acht Tagen (!) den Verband nicht erneuert – furchtbar verschlimmert hatte, ohne Messer in wenigen Wochen geheilt. Jede Skrofulöse ist nach meinen Erfahrungen heilbar ohne diese wahnsinnigen Operationen.

3. Würmer. Gegen dieses Übel, sagt Pfarrer Künzle, hat der liebe Gott sämtliche Farnsorten gegeben; siede die Blätter und gib sie dem Kinde 3-5 Abende nacheinander zu trinken, zirka ½ Tasse, womöglich ohne Zucker; aber achte darauf, dass es l-2 Stunden vorher und nachher nichts isst.
   Nimm eine Zwiebel, zerdrücke sie und gieße Wasser auf. Nachdem es genügend gezogen, lass es trinken. Die Würmer ziehen aus.
4. Durchfall wird schnell behoben mit Tee von Brombeerblättern. Auch das Essen getrockneter Heidelbeeren stopft. Tee von Tormentill wirkt am schnellsten.

Bettnässen:

Bei diesem Leiden, das darum so qualvoll ist, weil so viele rohe und wenig nachdenkende Eltern meinen, seine Ursache liege in Faulheit und Bequemlichkeit des kleinen Patienten begründet, ist eine Blasenschwäche die Ursache. Das nimmt ja auch kein Wunder, wenn man sieht, wie Mütter ihre Kleinen einfach, ohne den Unterleib genügend zu schützen, auf den nackten Boden setzen. Da tritt alles warme Blut vom Unterleib weg und die Folge sind dann Blasenkatarrhe und Blasenerkältungen. Leider kommen die eiskalten Zement- und Terrazzo-Treppen und -Fußböden immer mehr auf und damit für die Kleinen die Gelegenheit, sich den Unterleib zu erkälten, und für die Großen, sich den Rheumatismus zu holen. Treibt die Kinder von den kalten Steintreppen vor den Häusern und duldet kein Liegen und Sitzen auf den Steinfußböden.
Dann vor allen Dingen: Gib den Kindern keinen Kaffee und keinen schwarzen Tee. Denn diese reizen stark und machen das Übel nur noch schlimmer. Dafür trinken sie aber reichlich Tee von Bärentraube (Arctostaphylos Uva Ursi), Eichenlaub, Johanniskraut (Hypericum perfo-ratum) und Wegerich (Plantago). Von dieser Mischung nimm einen Teelöffel auf eine Tasse Wasser und lasse 3 Minuten kochen und dann 10 Minuten ziehen. Das Kind darf nachts nicht auf einem Keilkissen schlafen. Nimm´s weg und lege seinen Kopf auf ein einfaches Kissen, das du zusammengerollt unter seinen Kopf schiebst, aber nicht unter die Schultern. Dann lege das Keilkissen ans Fußende und darauf erhöhe die Füße und decke deinen Liebling warm zu. Mach´s jeden Tag so und in wenigen Wochen ist das Kleine dauernd geheilt.
Zum Bettnässen neigen schwächliche, skrofulöse Kinder. Ein solch armes Geschöpf für seine vermeintliche Untugend zu strafen, ist ein Unfug.
Ich habe die Beobachtung gemacht, dass manche Kinder auf dem Lande das Barfußlaufen, so gesund es im allgemeinen ist, doch nicht besonders vertragen und dann zu Bettnässen neigen. Solche Kinder lasse man nur an ganz warmen

Tagen bloßgehen. Abends und an kalten, regnerischen Tagen müssen sie Strümpfe und Fußzeug tragen.
Pfarrer Künzle gebraucht folgenden Tee: Johanniskraut und Schafgarbe zu gleichen Teilen, ½ Stunde kochen. Hiervon dem Kinde täglich eine Tasse nüchtern, aber nicht sofort hernach frühstücken. Dauer der Kur 4 Wochen.

Zahnen der Kinder:

Wenn die ersten Zähne durchbrechen wollen, beginnt für das kleine Wesen eine Leidenszeit, die manchmal üble Zustände herbeiführt. Die Kleinen fahren mit ihrem Händchen beständig zum Mund und lassen sich gern das Zahnfleisch reiben.
Da möchte ich nun vor einem warnen: Gebt euren Lieblingen nicht die sogenannte Veilchenwurzel. Sie steht zwar seit altersher in dem Rufe, das Zahnen erleichtern zu können. Das ist aber nicht wahr. Wahr ist aber, dass der Speichel des Kindes in die Ritzen und Spalten der Veilchenwurzel eindringt und sich da zersetzt. Diese Zersetzung gibt dann Veranlassung zu allerhand Schädlichkeiten an der Mundschleimhaut des Kindes. Darum fort mit der Veilchenwurzel. Kalkreiche Nahrung, vor allem frische, rohe, ungekochte Milch mit etwas abgekochtem Zuckerwasser verdünnt, das ist das Beste für die zahnenden Kleinen.
Die Veilchenwurzel ist der Wurzelstock der Schwertlilie (Iris germanica).

Verschlucken,

das bei Kindern sehr oft vorkommt, besonders bei Säuglingen, wird durch folgendes einfache Mittel sofort behoben: Sobald man sich verschluckt hat, halte man einen der beiden Arme in die Höhe und sofort ist das Übel behoben.

Erkältung:

Ein Kilo Knospen von Rottannen, Maiwuchs, 100 Gramm Spitzwegerich werden mit einem Kilo gelbem Zucker ½ Stunde auf schwachem Feuer gekocht, durchgeseiht, wenn noch warm. Ein vorzügliches Heilmittel bei allen Erkältungskrankheiten.

Wundsein:

Auch die reinlichst gehaltenen Kinder können darunter leiden. Kleienbäder und fleißiges Betupfen der roten, nässenden Stellen mit Kartoffelmehl ist das beste Mittel. Das Kartoffelmehl muss vollkommen trocken sein. Mütter, nährt eure Kinder selbst! Die Muttermilch ist die beste Arznei für jeden Säugling. Eine Mutter, die ihr Kind nähren kann und es nicht tut, übertritt die heiligsten Gesetze der Natur. Und dieses rächt sich furchtbar an Mutter und Kind.
Gebt euren Kindern niemals Sacharin. Es ist unter allen Umständen trotz der

gegenteiligen Behauptungen selbst der berühmtesten Kapazitäten giftig. Es erzeugt Magen- und Darmtuberkulose. Mütter, ich warne euch vor Sacharin. Lasst euch durch die Interessenten nichts vormachen.

Kopfschmerzen:

Die Kopfschmerzen haben je nach ihrem Sitz ganz verschiedene Ursachen, und es ist ein schwerer Irrtum, zu meinen, mit einem Allheilmittel alle heilen zu höhnen.
Unangenehmer Druck in der Stirn über den Augen mit Schwindelanfällen und Appetitlosigkeit deutet auf einen verdorbenen Magen.
Ist derselbe Schmerz von Fiebererscheinungen begleitet, dann geh zum Arzt. Es ist eine schwere Erkrankung im Anzuge.
Treten die Schmerzen im Hinterkopf auf, so ist ein Leberleiden die Ursache (s. unter „Leberleiden" nach).
Stechender, bohrender Schmerz in beiden Schläfen deutet auf Blutarmut.
Heftiges einseitiges Kopfweh ist stets ein Zeichen hochgradiger Nervosität. Ruhe einige Stunden in völliger Stille und Dunkelheit.
Sitzt der Schmerz oben und hast du das Gefühl, als läge dir eine Kochmaschine oder gar ein Eisenbahnwaggon auf dem Kopf, so hast du dich geistig überangestrengt. Lass das Grübeln und Nachdenken sein, oder du bekommst eine Gehirnentzündung.
Ziehen die Schmerzen über den ganzen Kopf mit kurzen Unterbrechungen, so sind sie rheumatischer Natur und eine Folge von Erkältungen. Nimm ein Schwitzbad und halte den Kopf warm.
Bei jedem Kopfschmerz achte, ob deine Darmtätigkeit in Ordnung ist. Auf alle Fälle sorge für Entleerung.
Bei Blutleere im Gehirn sorge für warme Füße. Dann trinke man täglich zwei- bis dreimal Zitronensaft, aber von einer frischen Zitrone, nicht den künstlichen Extrakt, der nichts taugt. Hilft vorzüglich. Die Schwarzen binden sich gegen Kopfschmerzen zwei Zitronenhälften mit der feuchten Seite auf die Schläfen.
Der einseitige Kopfschmerz, die gefürchtete Migräne, geht vom Unterleib aus. Stelle die Füße in heißes Senfbad. Bei Blutandrang kalte Umschläge um den Kopf.
Ein mit der Hand ausgeübter Druck in der Magengegend nach rückwärts gegen die Wirbelsäule stillt die heftigsten Migräneanfälle.

Krampfadern

beruhen auf einer Schwäche der Gefäßwände der Venen. Sie zeigen sich gern bei Leuten, die viel stehen und bei Frauen, die Strumpfbänder um die Beine tragen. Eine Frau in der Hoffnung soll niemals runde Strumpfbänder tragen, sondern Strumpfhalter, die am Mieder zu befestigen sind.
Haben sich Krampfadern gebildet, so lagere man die Füße so oft als möglich hoch, auch knete man dieselben öfters. Dann nehme man täglich ein Fußbad von Heublumen, denen man Tannenreis zusetzt, 3 Minuten warm, ¼ Minute kalt, im

Wechsel 15 Minuten. Alsdann sind die Adern mit einer festen, 5 Zentimeter breiten Binde zu wickeln.
Bei Weh- und Krampfadern nehme man innerlich dreimal täglich 5 bis 10 Tropfen Hamamelisextrakt (von der virginischen Zaubernuss, Hamamelis virginica), der in der Apotheke zu haben ist. Außerdem reibe man die Beine mit Hamamelisessig oder „Olbas“ morgens und abends. Bei Krampfader- geschwüren gebrauche man zum Einreihen Hamamelissalbe und streue dann Lindenholzkohlenpulver auf. Hilft schnell.

Krebs:

Im allgemeinen wird der Krebs für unheilbar gehalten. Das ist er aber gar nicht. Der Herrgott hat seine Apotheke so eingerichtet, dass eben schließlich für jedes Leiden eine Medizin vorhanden ist.
Am besten wirkt bei äußerem Krebs eine Lehmkur. Der Lehm reißt mit wahrer Wucht alles Unreine aus dem Körper. Man legt auf die kranken Stellen nassen Lehm. Dreimal täglich ist die Lehmauflage zu erneuern. Die gebrauchte muss immer weggeworfen werden. Sie ist giftig. Die Lehmpackungen verursachen meist gewaltige Schmerzen, aber sie helfen.

Kopf-Schuppen:

An diesem Leiden, es ist nämlich ein Leiden, eine Krankheit der Kopfhaut, kranken unheimlich viele Leute. Recht wirksam werden die Schuppen bekämpft durch folgendes Mittel: Man zerhackt einige Zwiebeln und überschüttet sie in einer Flasche mit Franzbranntwein. Die verkorkte Flasche lässt man acht Tage an der Sonne ziehen. Mit dieser Zwiebeltinktur reibt man morgens und abends die Kopfhaut ein.
Ein altbewährtes Hausmittel ist auch folgendes: Ein Eigelb wird gut gerührt und damit die Kopfhaut eingerieben. Nachher wäscht man den Kopf mit warmem Wasser. Dadurch wird die Kopfhaut völlig rein von Schinnen und Schuppen.
Den Damen empfehle ich sonst zum Kopfwaschen, um das Haar von Schmutz zu befreien und locker zu machen, Tee von Zinnkraut (Equisetum arvense). Wirkt großartig. Ich habe es häufig empfohlen. Immer waren die Damen sehr befriedigt.

Leberentzündung, Gelbsucht:

Kümmel, Tausendgüldenkraut, Brennnesselblätter, Erdbeerblätter Johannis- kraut und Wegwarte (Zichorie) – Mischung 2-3 Tassen täglich schluckweis. Laue Bäder, Ganzpackung, vegetarische Kost.

Lungenschwindsucht:

Nach meiner Überzeugung gibt es gegen Tuberkulose (und auch gegen Skrofulöse) nichts Besseres als kieselsäurehaltige und kalkreiche Mittel, von sonst geeigneter Nahrung, Sonne, Luft und Wasser abgesehen. Solange ein Schwindsüchtiger noch am Stock umherschleichen kann, ist Heilung möglich, allerdings wohl kaum in den offiziellen und offiziösen Lungenheilanstalten. Dahin geh lieber gar nicht. Da wirst du nur genudelt. Sie schicken dich heim, wie ein Rind von der Fettweide, aber nach einigen Wochen geht die Hüstelei wieder los.

Prof. Dr. Kobert erwähnt einen Fall, wo ein Lungenkranke, dem die Versicherungsanstalt seinen Antrag auf eine Überweisung in eine Heilanstalt abschlug, weil er doch nicht zu retten sei, allein durch den fortdauernden Genuss von Zinnkrauttee, den ihm ein Kurpfuscher anriet, vollkommen geheilt wurde.

Ein mir bekannter Kräuterarzt hat mit seinen Heilpflanzen eine große Zahl von Schwindsüchtigen, die bereits aufgegeben waren, ganz gemütlich geheilt.

Pfarrer Künzle empfiehlt allen Lungenkranken aller Art und auch Influenzakranken folgenden Sirup:

3 Handvoll Wacholdergrieß grünes, Juniperus communis, 3 Handvoll Wegerich, Plantago, eine Handvoll Brennnesseln, Urtica dioica, eine Handvoll Johanniskraut, Hypericum perforatum, 3 Handvoll Angelika, Archangelica officinalis, eine Handvoll Königskerze, Verbascum thapsiforme, eine Handvoll Gundelrebe, Glechoma hederacea, eine Handvoll Pfefferminze, Mentha piperita, ½ Handvoll Anis, Pimpinelia anisum, ½ Handvoll Fenchel, Foeniculum officinale, eine Handvoll Renntierflechte, Cetraria islarrdica, eine Handvoll Ehrenpreis, Veronica officinalis, 2 Handvoll echtes Lungenkraut, Pulrnonaria officinalis, ½ Handvoll Aronblätter, Arum maculatum, ½ Handvoll Attichwurzel, Ebulus hurnile, ½ Handvoll Bibernelle, Pimpinelia saxifraga.

Diese Mischung erhält soviel Wasser, als die Kräuter schlucken wollen. Dann werden sie 2 Stunden lang gekocht. Dann wird das Kraut ausgepresst und der erhaltene Absud mit Zucker noch eine Stunde zu Sirup eingekocht. Der wird auf Flaschen gefüllt und recht kühl aufbewahrt. Jede Stunde einen Esslöffel voll, wochenlang fortgesetzt.

Auch grünes Fichtengrieß, die Nadeln von Tannen, Fichten, Kiefern, ein gutes halbes Dutzend voll, im Zimmer aufgestellt oder aufgehängt, jeden Abend durchgerührt, und der Inhalt alle 14 Tage erneuert, soll allein imstande sein, die Schwindsucht zu heilen.

Zinnkraut, Vogelknöterich (Polygonum aviculare) und Holzzahn (Galeopis ochroleuca) sind ebenfalls Lungenkräuter und soll der Tee von diesen ebenfalls die gefährliche Seuche wirksam bekämpfen.

Nervenleiden:

Sei mäßig, halte deinen Körper rein und deine Seele. Überanstrenge dich nicht.

Nervenschwäche wird beseitigt durch täglichen Selleriegenuss. Gut ist die Abkochung der Selleriestengel. Trink sie täglich. Du wirst bald gesund.

Ohnmacht. Halte dem Bewusstlosen nach Entfernung aller beengenden Kleidungsstücke Salmiakgeist oder geriebene Meerrettichwurzel unter die Nase.

Kneipp empfiehlt bei Ohnmachten einen Teelöffel voll Enziantinktur in Wasser

einzunehmen.
Bei hysterischen Ohnmachten hilft ein Esslöffel voll Branntwein.

Rose:

Es ist mit ziemlicher Sicherheit anzunehmen, dass die Entstehungsursache der Rose im Blute liegt. Vor allem ist in den meisten Fällen die Harnsäure in irgendeiner Form an dem Auftreten der Rose beteiligt. Sie entsteht infolge von Blutstauungen und den dadurch hervorgerufenen Entzündungen. Eine solche Blutstauung kann kalter Zug, Schreck, Stoß usw. herbeiführen.
Am häufigsten tritt die Kopf- und Gesichtsrose auf, die darum so gefährlich ist, weil ihr Sitz dem Gehirn so nahe ist, dem empfindlichsten Organ im menschlichen Körper. An anderen Stellen ist die Rose weniger gefährlich.
Man hüte sich, die Rose mit Wasser zu behandeln. Bei kalter Wasserbehandlung sind wiederholt Todesfälle erfolgt. Es empfiehlt sich, möglichst recht heiße, trockene Tücher oder heiße Sandsäckchen aufzulegen. Die Kranken empfinden diese auch am angenehmsten.
Durch die trockenen Auflagen werden die Blutgefäße erweitert und die Stauungen beseitigt, die Schmerzen gelindert; die Anschwellung tritt zurück; in etwa 7 Tagen ist die Entzündung gewichen. Verfährt man anders, so kann die Rose wochenlang blühen und unter Umständen dem Patienten das Leben kosten.
Innerlich nimmt man Dr. Schierbaums Bluttee, esse aber viel Blattgemüse, ferner Knoblauch, Zwiebeln, Rettich, Meerrettich Porree, Petersilie, Sellerie, Spargel usw. und dann viel reifes Obst besonders Äpfel. Die Säuren des Apfels wirken besonders ausscheidend, reinigend, auflösend, zugleich aber bauen sie auf.

Schlaflosigkeit

wird schnell beseitigt durch den Genuss roher Zwiebeln. Man kann auch die Zwiebeln zerquetschen und mit Weingeist ausziehen. Von dem Auszug einige Tropfen in Wasser.
Ein gutes und altes Mittel ist folgendes: Gurkenblätter, Gurkenstengel und -wurzeln werden klein geschnitten in einem Glase mit Branntwein übergossen. Nach einigen Tagen ist der Schlaftrunk fertig, der auch die Schmerzen nimmt. Ein Teelöffel voll ruft immer einen vier- bis fünfstündigen Schlaf hervor. Gurkentinktur ist besser als Opium.
Stelle dein Bett so, dass die Füße nach Süden, der Kopf nach Norden liegt. Es ist sehr wichtig, so zu schlafen. Warum? Das weiß Gott, aber es ist einfach eine Jahrtausende hindurch beobachtete Tatsache. Offenbar hängt sie mit der Richtung magnetischer Ströme zusammen.

Schreibkrampf:

Die Allopathie hat kein Mittel dagegen. Denn der schon erwähnte Professor Dr. Bock in Leipzig litt daran und konnte sich bis zu seinem Tode nicht davon

befreien.
Gegen Schreibkrampf hilft folgende Kur: Täglich mehrfaches Abreiben des kranken Armes mit nachfolgendem leichten Massieren des Arms von unten nach oben. Dabei Einreihen mit Olivenöl und „Olbas“.
Dann ist sehr gut Baden des Armes bis zum Ellenbogen in Heublumenabsud, so warm, wie man es nur ertragen kann, und zwar im Wechsel mit einem Kaltbad. Man hält also den Arm drei Minuten in das Heusamenbad, dann ¼ Minute in das Kaltbad und wechselt so eine Viertelstunde.
Wenn man sich dann etwas schont, andere dicke Federhalter wählt, wird das Übel, das eine Folge von Überanstrengung schwacher Nerven ist, bald besser.

Schwerhörigkeit:

Pfarrer Künzle hat gegen Schwerhörigkeit folgende drei Mittel:

1. Siede eine Pfanne voll Bohnen und lasse den Dampf davon durch einen Trichter in die Ohren, wiederhole dies 8-10 Tage lang; es hilft in 50% aller Fälle.
2. Siede Gundelreben (Glechoma) mit Wein, lass den Dampf in die Ohren, wiederhole dies 8-10 Tage lang, hilft oft ganz auffallend.
3. Siede Majoran oder Thymian oder Wermut oder Pfefferminzkraut mit Essig, lasse durch einen Trichter den Dampf in die Ohren, wiederhole das täglich eine Woche lang; hat schon oft geholfen.

Gegen Ohrenzwang (Schmerzen und Taubheit) dient der Kamillentee. Man nimmt einen Schluck so heiß wie erträglich in den Mund und hält ihn nach der schmerzhaften Seite.
Rheumatische Taubheit kann man beheben, wenn man einen Baumwollpfropfen in den Saft von Knoblauch taucht oder mit „Olbas“ tränkt und in die Ohren steckt.

Sommersprossen:

1. Man schneide Meerrettich klein, übergieße ihn mit Essig, dass er einen Finger hoch darübersteht, lasse das 14 Tage stehen, gieße ab und wasche damit die Sommersprossen.
2. Bestreiche die sprossigen Stellen abends mit reifen Walderdbeeren, wasche sie erst am andern Morgen ab.
3. Aus unreifen Johannisbeeren, Zitronensaft und einem Teelöffel voll Schwefelblüte mache einen Brei, bestreiche abends die Sommersprossen damit, wasche ihn am folgenden Morgen mit Milch ab.
4. Nimm 4 Gramm Borax, 15 Gramm Rosenwasser und eben soviel Orangenwasser, mische und reibe hiermit oftmals das Gesicht ein.

Verwundungen:

Nimm frische Spitz- oder Breitwegerichblätter, zerquetsche sie und lege sie auf die Wunde. So schützest du dich vor Blutvergiftung und die klaffendste Wunde heilt wie mit Goldfäden genäht zu. Du kannst den reinen Spitzwegerichsaft nehmen.

Verstopfung:

Pfarrer Kneipp konnte nach 30-jähriger Erfahrung feststellen, dass 50% aller Krankheiten ihre Ursache in der Verstopfung haben. Wenn ein Mensch nicht innerhalb 24 Stunden wenigstens einmal Stuhlentleerung hat, so ist er verstopft. Ist oder wird dieses Leiden chronisch, so kann er mit Sicherheit darauf rechnen, dass er in absehbarer Zeit irgendwie erkrankt. Und dann hilft gegen seine Krankheit keine Medizin auf die Dauer, wenn nicht seine Magen- und Darmträgheit zuvor beseitigt wird. Vor allem ist die Reinigung des Dickdarms von allem trockenen Kot sehr wichtig, dieser setzt sich bisweilen an der inneren Wand des Darmes im Laufe der Zeit so fest und das in solcher Menge, dass er ihn bisweilen auf die Hälfte seines Durchmessers verengt. Der berühmte Chirurg Geh.-Rat Prof. Dr. Czerny fand bei 284 Leichenöffnungen nur 28 Personen mit normalem Darm. Jawohl: Der Tod sitzt im Darm. Es ist wahrhaftig wahr!
Zu heißes und zu kaltes Essen, hastiges Essen, schlechtes Kauen und Einspeicheln, viele Bratkartoffeln, viel Fleisch, Tabak und Alkohol, vieles Sitzen und wenig Bewegung, das alles sind Ursachen, die zur Magen- und Darmträgheit führen. Am meisten scheint die Frauenwelt unter diesem Übel zu leiden. Ich habe kaum eine Frau in Behandlung gehabt, die nicht an chronischer oder habitueller Obstipation litt.
Um die chronische Verstopfung loszuwerden, mache eine Obstkur. Iss jeden Tag 5-10 Äpfel mit der Schale; kaue die übrigen Speisen gut; lass deinen Ochsen lebendig im Stalle und hänge ihn nicht in den Rauchfang, mit deutschen Worten: Steck das viele Fleischessen auf, dann wird der Darm in einigen Wochen klein beigeben und arbeiten.
Oder, wenn du keine Äpfel hast, hol dir Feigen. Wasche davon jeden Abend 5-10 Stück, leg sie in ein Wasserglas und gieß Wasser auf. Geh zu Bett und schlaf. Morgens iss nüchtern die Feigen, trink das Feigenwasser. In einigen Wochen bequemt sich auch hier der Darm zur Arbeit, wenn du die Kur unentwegt fortsetzest.
Als ganz probat habe ich persönlich folgendes Mittel gefunden: Nimm jeden Abend vor dem Schlafengehen 2 Teelöffel Angestoßenen Leinsamen. Mach das wochenlang, und die hartnäckigste Verstopfung wird weichen. Ich habe dieses Mittel vielfach erprobt.
Vor Beginn einer Darmkur sorgt man aber zunächst einmal für eine gründliche Generalreinigung.
Folgende Teemischung hilft allemal: Sennesschoten, Faulbaumrinde, Hollunderblüten, Löwenzahnwurzeln, Thymian, Rhabarberwurzeln, Angelikawurzel, Fenchel, Anis, Erdrauch. Von jedem 10 Gramm. Von dieser Mischung täglich einen gehäuften Esslöffel (ev. mehr) auf 2 Tassen kochendes Wasser, ½ Stunde ziehen lassen, dann durchseihen, etwas süßen und den Tee schluckweise über Tag trinken. Hat Tausenden geholfen.

Zähne und Zahnpflege:

Man gewöhne die Kinder von Jugend zu einer gründlichen Zahnpflege. In den ersten Lebensjahren genügt eine weiche Bürste und Wasser. Nach dem Zahnwechsel darf eine härtere Bürste und ein Zahnwasser, das man sich selber mit irgend einem Tee zubereitet oder mit ein wenig Branntwein und einen Tropfen „Olbas". Die Mundwasser sind ewig zu teuer und taugen meist wenig.
Sind die Zähne krank und zeigt sich nur der kleinste Schaden, geh sofort zum Zahnarzt. Erhalte dir deine Zähne und gebrauche sie fleißig. Sie sind Anfang und Ende deiner Gesundheit.
Dr. med. Kahnt, ein bekannter Kräuterarzt, empfiehlt folgenden Gurgelsaft: Wintergrün 5,6, Brombeerblätter 5,6, Heidelbeerblätter 5,6, Eichenrinde 1,5, Wasseraufguß 185 Gramm. Diese Flüssigkeit ist beim Gebrauch mit 4 bis 6 Teilen Wasser zu verdünnen.

Zuckerkrankheit:

Ein altes, viel erprobtes Volksmittel sind Heidelbeerblätter, die vor der Reife der Beeren gepflückt und dann an einem luftigen, vor Sonne geschützten Orte getrocknet werden. Hiervon werden 2 Handvoll mit 2 Liter Wasser auf die Hälfte eingekocht. Diesen Liter Tee trinkt der Patient tagsüber schluckweise. Der Patient kümmere sich im übrigen wenig um die allopathischerseits angeordnete Ernährungsweise. Der Patient darf alles essen, möglichst aber mit der Nahrung wechseln. Gemischte Kost ist das richtigste. Vor allem Tomaten, Sauerklee, Sauerampfer, Zwiebel, Knoblauch genießen.
Pfarrer Künzle, dieser alte Praktikus, schreibt:
„Zuckerkrankheit wird in zirka 3-4 Wochen geheilt mittels Tee von Potentilla aurea (Goldfingerkraut) 4 Teile, Heidelbeerblätter ein Teil, Brombeerblätter ein Teil; täglich vier- bis sechsmal eine Tasse."
Ich glaube, dass die gebräuchliche Blutwurz, Potentilla Tormentilla, dieselben Dienste tut wie Potentilla aurea. Man nehme also, da die Tagesgabe von Tormentill 10 Gramm auf ein Liter Wasser beträgt, folgenden Tee:
10 Gramm Tormentil, 20 Gramm Heidelbeerblätter (Bickbeerenblätter), 20 Gramm Brombeerblätter, koche ihn mit 2 Liter Wasser auf die Hälfte ein und trinke den Liter Tee tagsüber.
Ein amerikanischer Arzt hat folgendes Mittel empfohlen, das er mit gutem Erfolg angewandt haben will: 2 Hände voll trockener, weißer Bohnen werden in 3 Liter Wasser langsam in 3 Stunden bis auf die Hälfte eingekocht. Diese 1¼ Liter werden kalt oder warm getrunken nach Belieben, aber nichts anderes. Dieses einfache Mittel soll auch bei Wassersucht recht wirksam sein. Heute verwendet man mehr und mehr den Schoenenberger´schen Bohnensaft.
Die Franzosen gebrauchen bei der Zuckerkrankheit Mohnöl, täglich 4 Esslöffel voll. Ein geschäftstüchtiger Apotheker soll dieses Mittel unter Zusatz von ein wenig Pfefferminzessenz gegen die Zuckerkrankheit teuer vertrieben haben.
Als Hausmittel wird auch die Abkochung von Leinsamen empfohlen. Leinsamen

wird mit Wasser langsam zu einem dicken Brei gekocht. Davon nimmt der Kranke täglich dreimal je 3 Esslöffel voll. (Dabei nie den Arzt vergessen! Der Hrsg.).

III. Teil: Viehkrankheiten

- Rotlauf bei Schweinen: Der Stall ist zu reinigen und mit aus dem Walde geholtem Moos zu streuen. Das kranke Tier ist darauf zu legen und ganz damit zuzudecken. Dieses Bett nimmt allen Brand. Innerlich gib dem Tier einige Tropfen Johannisöl.
- Brand bei kalbenden Kühen: Wiesengeißbart (Spiraea ulmaria) sieden und eingeben.
- Kälberlähme: Getrockneter Frauenmantel im Fressen hilft bald.
- Geschwülste werden mit Farnkrautwurzelabsud tüchtig eingerieben.
- Geschwülste mit Eiter gehen auf, wenn häufig Umschläge mit Heublumenabsud und Zinnkrauttee gemacht werden.
- Windbauch: Zerhacke Fenchel, Pfefferminze, Kümmel, Anis, Wermut, koche sie 5 Minuten und gib dem Tier ein bis 2 Handvoll so ein. Wirkung kommt sofort. Koche ein Liter Milch mit 10 Knoblauchzwiebeln, gib´s dem Vieh warm ein. Hilft.
- Keuchen: Nimm Meisterwurz (Imperatoria Obstruthium) mit 4 Handvoll Salz vermengt, dazu Pfefferminze und Anis, streu es aufs Futter und gib es so ein.
- Seuchen beugt man vor, wenn man dem Vieh fleißig Zwiebeln und Knoblauch eingibt. Hänge in den Ställen Körbe mit zerhackten Wacholdern auf und rühre ab und zu den Inhalt durch.
- Gegen den Pips der Hühner helfen ein paar Tropfen Johannisöl.
- Verstopfung der Tiere beseitigt man mit Enzian (Gentina lutea). Rindern und Pferden gibt man täglich je 10 bis 20 Gramm Enzianpulver, Hunden und Schafen nur 2 bis 4 Gramm.

Weitere Bücher aus dem Christof Uiberreiter Verlag:

Das goldene Blatt der Weisheit
Seila Orienta/Franz Bardon

Zum ersten Mal in der okkulten Literatur wird die 4. Tarotkarte des Hermes Trismegistos verständlich beschrieben und offengelegt. Sie beinhaltet unbekannte Konzentrations- und Meditationsübungen. Des Weiteren gibt sie Hinweise und erklärt die Unterschiede zwischen Magie und Mystik und Gefahren des einseitigen Weges. Am Ende steht die Verbindung mit der universellen Gottheit, dem Herrn der Sonnensphäre, welcher quabbalistisch „Metatron" genannt wird.

*

5. Tarotkarte – Mysterien des Steins der Weisen
Seila Orienta/Franz Bardon

Dieses Buch stellt die Vorderseite der Alchemie dar, die die einzelnen praktischen Übungsschritte erklärt, ohne die verschlüsselten Mystifikationen der alten Alchemisten auch nur annähernd zu erwähnen, wie man es aus den anderen Büchern des Franz Bardon kennt. Es wird erklärt, dass ohne vollkommene Beherrschung der 4 Elemente keine Alchemie möglich ist. Des Weiteren wird mit den einzelnen Ebenen, mit den Matrizen, dem elektromagnetischen Fluid usw. gearbeitet. Doch den Hauptpunkt stellen die göttlichen Eigenschaften wie z. B. die Allmacht dar, mit denen der Göttliche Stein der Weisen durch gewisse Übungen geladen wird.

*

Talismanologie und Mantramkunde
Seila Orienta/Franz Bardon

Zum ersten Mal werden hier (magisch) geladene Mantrams – Gebetssätze – preisgegeben, welche bei nötiger Reife, Ausgeglichenheit und Reinheit durchdringende Erfolge versprechen. Mantrams sind ja nach Bardon nicht irgendwelche „Suggestionssätze", sondern sie sind Ideenausdrücke, mit denen man mit Mächten, Kräften, Eigenschaften, also Gottheiten, in Verbindung kommen kann. Gleichzeitig werden die dazugehörigen Siegelzeichen der göttlichen Ideen preisgegeben, welche im rituellen Zusammenhang mit den Mantrams stehen. Ein Buch, das nicht nur die Hermetiker, sondern auch die Anhänger der Yogawissenschaften inspirieren wird!

*

Eine Sammlung der schönsten und lehrreichsten Beschwörungsgeschichten
Hohenstätten

Dieses Buch ist einzigartig, denn es zeigt den zweiten Band von Franz Bardon an Hand von interessanten Evokationsberichten, die genau das bestätigen, was Bardon in seinem Buch geschrieben hat, und noch darüber hinaus. Es werden sensationelle Erlebnisse geschildert, die man sonst niemals findet. Auch aus unveröffentlichten Schriften wird zitiert.

*

Verkörperungen des Meister Arion
Hohenstätten

Man wird beim Lesen dieses Buches nicht glauben, wie viele bekannte und unbekannte Inkarnationen Franz Bardon hatte. Die paar, die im „Frabato“ bekannt gegeben wurden, stellen nur einen geringen Teil seiner Verkörperungen dar. Wir mussten, da es dermaßen wenig Literatur über die Verkörperungen gab, wieder Hunderte und Aberhunderte von Büchern, Aufsätzen, Zeitschriften und Artikeln durcharbeiten, bis wir genügend Material für dieses Buch hatten. Aber der Leser wird sich beim Lesen sicherlich über unsere Arbeit freuen, denn sie wird ihn in Erstaunen versetzen!

*

Shamballa, der goldene Tempel des Lichts
Hohenstätten

Dieser Tempel dürfte jeden Leser von Bardons Roman „Frabato“ fasziniert haben. Dass es aber in der okkulten Literatur noch viel mehr Informationen darüber gibt, die man aber nur findet, wenn man alles Veröffentlichte gelesen hat, dürfte dem einen oder anderen unbekannt sein. Es wurden wieder ganze Stöße von Büchern durchgesehen und das Ergebnis wird hier veröffentlicht. Es wird aber gleichzeitig darauf hingewiesen, wie viel Schundliteratur es darüber gibt, wie viel Lügen im Umlauf sind, damit sich der Schüler der Hermetik ein klares Bild machen kann. Wir bringen in diesem Buch alles, was wir an Material darüber gefunden haben, und es wird auch noch einiges aus der eigenen Erfahrung, was das Wertvollste ist, mitgeteilt. Nicht nur über den Tempel wird berichtet, sondern auch über die damit verbundene „Bruderschaft des Lichts“, deren Sitz er darstellt.

*

Auf der Suche nach Meister Arion
Hohenstätten

Diese Autobiographie eines Schülers der Hermetik des Franz Bardon schildert sein magisches Leben, in welchem zahlreiche Erfahrungen zu den Übungen aus dem Adepten geschildert werden, die die Hauptperson selbst erlebt hat. Es wird der schwere Weg des Adepten aus autobiographischer Sicht gezeigt, seine vielen Tiefschläge, aber auch seine glanzvollen Seiten und Zeiten. Der harte Kampf mit dem Seelenspiegel wird bis in alle Einzelheiten aufgezeigt, genauso wie die vielen anderen Wege, in welche der Autor reinschnupperte, um dadurch reichlich Erfahrung sammeln zu können. Darüber hinaus enthält es unzählige Erfahrungen und Berichte betreffs Mantramistik nach Bardon, die wahre Runenmagie, zahlreiche Evokationen sowie Invokationen mit seinem Lehrer Anion, einen magischen Exorzismus, wie er bisher noch nie öffentlich geschildert wurde. Mentalreisen, Beeinflussungen, Übungen zur Gottverbundenheit, Erscheinungen, Alchemie, Heilungen mit den verschiedensten magischen Methoden z. B.

Quabbalah oder durch die Elemente, Schutzgeistevokationen und viele andere magische „Wunder“ seines Freundes und Lehrers Anion. Auch einige magische Fotos in Farbe, ein bisher von Bardon unveröffentlichtes Akashafoto von Christus und ein Bild des schwebenden Meister Arion werden in diesem Buch preisgegeben. Der Inhalt ist viel reichlicher, als hier kurz beschrieben werden kann.

*

Magisches Gleichgewicht
Hohenstätten

Dieses Buch zeigt eindeutig, dass in allen anderen Systemen das „Gleichgewicht“ genauso gebraucht wird, wie bei Bardons Werken. Er war nicht der Einzige, der das erwähnte, aber er war der erste, der es deutlich erklärte, denn die anderen Systeme sprachen nur durch das Symbol, welches nicht jedem Leser verständlich war. Obendrein bringen wir noch Unveröffentlichtes vom Meister Arion zu dieser Grundlage der magischen Entwicklung.

*

Das Leben und die Erfahrungen eines wahren Hermetikers
Seila Orienta

Diese Autobiographie eines Magiers ist unübertroffen, denn bis jetzt hat kein einziger okkult Geschulter so offen und ehrlich gesprochen wie Seila Orienta. Er gibt in diesem Werk sein Leben bekannt, sowie seine zahlreichen und äußerst interessanten Erlebnisse und Erfahrungen. Es werden auch zum ersten Mal Fotos von Wesen der Sphären gezeigt, welche Franz Bardon höchstpersönlich in den 1920ern gemacht hat. Des Weiteren schreibt Seila Orienta über die Sphären, über Dämonen, Logenkontakte und vieles, vieles mehr, was einem ehrlich strebenden Hermetiker das Herz übergehen lassen wird.

*

Das Leben des Franz Bardon
Hohenstätten

Dieses Buch beschreibt das Leben des Meisters außerhalb des Frabatos, welches seine Sekretärin – Otti V. – geschrieben hat. Es beinhaltet Erklärungen zu seiner „Biografie“, weitere Einzelheiten über den Kampf mit der FOGC, seine Beziehung zu Wilhelm Quintscher und anderen Okkultisten, was alles bisher unbekannt war! Des Weiteren werden viele Erlebnisse seiner Schüler in Prag erzählt, verschiedene magische Leistungen und interessante Geschichten Bardons beschrieben, die bis dato unveröffentlicht sind. Es werden auch seine drei Lehrwerke und deren Wirkung auf die Öffentlichkeit von einem anderen, unbekannten Standpunkt geschildert, welcher durch bisher schwer zugängliche Schriften unterstützt wird. Als Krönung wird seine aus dem Tschechischen übersetzte „Runenschrift“ zum ersten Mal veröffentlicht. Auch einige Seiten aus anderen unveröffentlichten Schriften von ihm sowie interessante Fotos des Meister Bardon und seiner Freunde werden hier preisgegeben und vieles, vieles mehr.

*

In Verbindung mit der Gottheit
Hohenstätten

Über das Thema der Gottverbundenheit mit all seinen Formen und Methoden wurde bis heute noch nie ein Buch verfasst, geschweige denn eine Schrift geschrieben. Man findet in der okkulten wie in der östlichen Literatur nur spärliche Hinweise, die größtenteils verschlüsselt sind oder so geschrieben wurden, dass man sie kaum versteht. Im Gegensatz dazu wird in diesem Buch offen dargelegt, dass das 1. kleine Arkanum der 78 Tarotkarten die Gottverbundenheit in ihrer Reinform darstellt.

*

Hermetische Heilmethoden
Hohenstätten

Dieses Buch stellt in der okkulten Literatur ein absolutes Unikum dar, denn über die Gesamtheit der okkulten Heilmethoden wurde bis jetzt noch NIE etwas Sinnvolles geschrieben. Es werden alle Heilmethoden erwähnt, die der hermetische Schüler mit Hilfe seiner bisher erlangten Konzentrationsfähigkeit ausüben und verwenden kann.

*

Erste hermetische Zeitschrift

„Der hermetische Bund teilt mit“ ist eine der wenigen magisch-mystischen Zeitschriften, welche sich soweit als möglich auf die universelle Lehre von Franz Bardon bezieht. Sie versucht sich an die Gesetze des 4-poligen Magneten zu halten und vermittelt Wissen sowie Hinweise für die Praxis, damit der Leser die Möglichkeit hat, sie in seinen hermetischen Weg aufzunehmen und für sich gewinnbringend zu verarbeiten.

Noch viel mehr hermetische Literatur finden Sie auf unserer Website: http://www.hermetischer-bund.com.

Viel Vergnügen beim Stöbern! Der Verlag